日本人のための病気にならない食べ方

幕内秀夫 著
Hideo Makuuchi

Forest
2545
Shinsyo

はじめに
栄養学が食生活をおかしくした

「食生活を考える時、栄養素なんて無視しなさい」
「栄養素のことを考えれば考えるほど、健康は保てなくなる」
「栄養学が日本人の食事をダメにした」

管理栄養士の私が言うのもおかしな話ですが、私はこれまでそうした主張を繰り返してきました。

なぜ、そう言えるのか？　いまの栄養学には、「食べるとはどういうことか？」を理解するためのポイントが欠けていると感じるからです。

まず、日本の風土を思い浮かべてください。

いま目に映る景色のなかに、じつは手つかずの自然は何ひとつありません。山を切り開いてハイキングコースをつくりますね？　それと同様、山を植林したり、田んぼをつくったり、ほとんど人間がつくっています。

自然に介入することで農林水産業が生まれ、そのつくられた自然環境のなかで「何がつくれるか」が決まります。

歴史を振り返れば、自然条件が農を決め、農が食を決めてきた。いまでも多くの国がそうです。

これが真実であり、そのなかに地域の伝統食や食の知恵があったわけですが、いまの日本はどうでしょうか？

人類が当たり前にやってきたことが、当たり前ではなくなっていると思いませんか？　何がとれるかと関わりなく、季節も考えず、外国からいろいろな食材を取り寄せ、食生活を成り立たせているからです。

そうしたゆがみが見落とされたまま、さまざまな健康法、食事法が生まれてきているることを理解しないと、いま出回っている情報の何がどうおかしいか、判断がつかなくなります。

私はそれを、「情報過食症」と言っています。

私たちの多くは氾濫する健康情報に振り回され、食べることの本質がどこにあるのか、見えなくなっています。体にいいものを求めるあまり、逆に体をおかしくしてしまっているのです。

この本では、情報過食症に蝕まれている皆さんに、そもそも食べることはどういうことか、わかりやすくお伝えしていきます。その原点に帰ることができれば、食生活のどこを見直せばいいのか？　どう健康管理していけばいいのか？　その秘訣もわかってくるはずです。

幕内秀夫

日本人のための病気にならない食べ方　目次

はじめに　栄養学が食生活をおかしくした　3

第1章

栄養学は矛盾だらけ

○栄養学の知識が「情報過食症」を生み出した　14
○「食品」より「栄養素」を信じていませんか？　16
○「栄養素バランス」なんてバカバカしい　18
○エビデンス（科学的根拠）に意味はあるのか？　21
○「理想の食事」なんて誰もわかってはいない　23
○「科学的事実」には必ず矛盾がある　26
○栄養素だけで食べ物のことは語れない　28
○「栄養素信仰」はいつまで続くのか？　30
○学校給食が「暴走」してしまう背景　33

「まともな献立」をつくる簡単な方法 35
コーラやカップ麺で脂肪吸収を抑える？ 37
「カロリーゼロ」という情報を食べている 40

第2章

栄養学が見落としてきた腸内細菌のふしぎ

栄養学の知識が役立たなくなる？ 46
医療の常識を変える驚異の治療法 48
「菌を移す」ことで健康が保たれる 50
腸内細菌叢は安定している 53
「肉が体に良くない」意外な理由とは？ 55
ヨーグルトを毎日食べても菌は増えない 57
動物が糞を食べるのはなぜか？ 59
腸内細菌も栄養をつくっている 61

第3章

栄養学は「欧米崇拝」から成り立っている

○日本人の食生活を変えた「欧米崇拝主義」 66
○明治時代の大ベストセラーが教えてくれること 68
○栄養学が日本人の食生活を破壊した 69
○「米を食べるとバカになる」と言われた時代 72
○欧米の栄養学がなぜ問題になるのか？ 75
○欧米より豊かだった日本の食生活 78
○欧米の食事が高カロリーである理由 81
○食の欧米化ではなく、ファストフード化 83
○「アメリカの小麦戦略」に乗せられた日本 86

第4章

栄養学は食の工業化をもたらした

○工業製品を食べるようになった日本人 90

第5章

食のドラッグ化はどこまで進むのか？

○工業製品へと変貌していったパン 94
○パンの工業化を進めた輸入小麦粉 96
○パン屋なのか、洋菓子屋なのか？ 98
○原材料表示の文字数がチェックポイント 102
○「食の工業化」の3つの問題点 105
○砂糖と油で味覚を満足させているだけ 109
○仕組まれたスイーツのドラッグ化 112
○脳の快楽中枢を砂糖で刺激する 115
○白砂糖が危険である本当の理由 118
○食用油は「工業製品」である 121
○食べ物がドラッグになる3つの組み合わせ 124
○「マイルドドラッグ」の大きな落とし穴 126

第6章

6つのポイントから栄養学の「常識」を破壊する

○糖質制限はいかにナンセンスか 129
○「ポテチ蕎麦」が当たり前になる時代 131
○依存症は子供の頃に始まっている 133
○「沖縄の短命化」の次にあるもの 137
○増加する肥満、糖尿病、そして乳がん 139
○肥満はいまや深刻な国際問題 142
○もはや課税するしか対策はない？ 144
○国を挙げて依存症を増やしてきた日本 147
○「おやつ」から「食事」へ広がるドラッグ化 152
○体調が悪い原因は「たったひとつ」ではない 154
○6つの原因が複合して病気が起こる 156
○同じ栄養素でも体への作用はまったく違う 159

○工業製品を減らし、ご飯と味噌汁を増やす 161
○精製した食品の摂取を減らす 163
○穀類・イモ類の食物繊維で腸内環境を改善する 166
○脳を刺激する「砂糖・油・うま味調味料」に気をつける 168
○冷たい清涼飲料水・アイスクリームも要注意 171
○肉類の「添加物、抗生物質」には特に注意する 173
○「安全な食品」にこだわりすぎない 177
○「噛まないでも食べられる食品」をとりすぎない 179
○「のど越しのいい食べ物」も上手に利用した日本人 182
○データよりも感覚のほうが大事 184

第7章

「風土」と「感覚」に根ざした新しい栄養学

○栄養素やカロリーに代わる基準はあるか 190
○イヌイットが「野菜不足」にならない理由 192

○肉を食べるならば内臓も一緒に　194
○トウモロコシの食べ方で健康状態が変わる　197
○未精製であることがいかに大事か　198
○「子供の感覚」をいかに取り戻すか？　201
○「緑色の食べ物」はお腹を壊す？　203
○人は色の影響を驚くほど受けている　205
○においが強いのは危険な証拠　207
○「食わず嫌い」なほうが本能には忠実　210
○「5つの味覚」が教えてくれること　213
○本能から「何を食べるか？」を判断する　216
○「6つの基礎食品群」は「6つの母子いじめ」　219
○「栄養バランス」から自由になろう　221
おわりに　今日から食生活を変える10の約束　225

第1章

栄養学は矛盾だらけ

栄養学の知識が「情報過食症」を生み出した

日本人の食生活をおかしくした一番の問題は、栄養教育にある。私はそう強く感じています。

栄養教育は、明治時代に欧米から入ってきましたが、そこで問題にされたのは「何を食べるか」ということでした。

一方、それまでの食生活は、「何がとれるか」で決まっていました。

つまり、**日本人が米を食べるのは米がとれるからであって、栄養バランスが優れているからでも、ビタミンやミネラルが豊富だからでもありません。**本来、食べる理由はとてもシンプルでした。

フード（FOOD）はすなわち「風土」であり、食べることととれるものは一体だったところに、栄養教育が入ってきたのです。

食生活が欧米化していったことが問題視されていますが、順序としては欧米化の前に栄養教育の問題があります。明治以降、栄養学的な知識が大きな力を持つようになったからです。

どんな栄養素が含まれているか？　カロリーが多いか少ないか？　栄養教育によって、こうした知識を身につけることが健康につながると多くの人が信じるようになりました。

一見、正しいことのように思えるでしょう？　でも、ここに日本人の食生活をおかしくした大きな落とし穴があったのです。

詳しくはこれからお伝えしていきますが、こうした栄養教育が入ってくることで、なによりも**理屈で食事をする人**が増えていきました。その果てに蔓延するようになったのが、情報過食症です。

カロリーや栄養素に関する情報が広まっていくことで、いまや多くの人が情報過食症に悩まされているというのが実情でしょう。

悩まなくていいことで悩み、かえって体を壊したり、病気になったり、そんな食生活を強いられるようになりました。

「食品」より「栄養素」を信じていませんか？

こうした栄養教育には、大きく分けて2つの柱があります。そのひとつが**「栄養素主義」**、もうひとつが**「欧米崇拝主義」**です。

この章では、前者の「栄養素主義」について見ていきましょう。

栄養素主義とは、簡単に言えば「栄養素を前提にして食生活を考えることが科学的である」という考え方です。

タンパク質を構成するアミノ酸は何種類あって、それぞれどんな働きをしているか、飽和脂肪酸と不飽和脂肪酸で体への作用はどう違うのか、ビタミンやミネラルにどんな働きがあるか、こうした栄養学的な知識が重視され、健康を語るうえで欠かせないものになりました。

詳しく知らなくても、ほとんどの人がその影響を受けています。

たとえば、スーパーに行くといまでは「ビタミンC豊富」「コラーゲンたっぷり」「アミノ酸補給」「糖質オフ」……もう食品を売っているのか、栄養素を売っているのかわからないような状況でしょう。

その多くは実感と結びつかない観念的なものですが、でも、消費者はそうした表示のあるほうを買うわけです。

水を売っている会社の社長さんの話で、ペットボトルに「ノンアルコール・ノンカフェイン・ノンカロリー」と表示して販売したら、売り上げが3倍伸びたという笑えないエピソードがあります。

ノンアルコール・ノンカフェイン・ノンカロリー……それはそうでしょう、なにしろ水ですから！

でも、日本人はそんな表示があると喜んで買います。

なぜだと思いますか？　栄養教育が栄養素主義という常識をつくり、教育してきたからです。製造メーカー、スーパーの経営者は、そうやってつくられたものを利用し、利益を上げているにすぎません。

大本の価値観がなければ、利用することもできません。

その価値観が栄養教育であり、私たちの国はこの150年せっせと広めつづけ、食生活をゆがめてきたのです。

「栄養素バランス」なんてバカバカしい

そもそも「栄養素のバランスを考えましょう」と言いますが、そう言っている人に聞いてみてください。

「あなたは生まれてこのかた、栄養素を考えて食事をしたことがありますか？」

年間に数日程度ならあるかもしれませんが、ほとんどやっていないでしょう。私自身、一度もありません。

いま振り返ってみると、栄養学科を専攻していた大学時代の実習で栄養素を計算した程度です。理由は簡単、あまりにもくだらないからです。

医師の土橋重隆氏との対談で、次のようなことをお話ししました。

幕内――私は、大学出た後に2年くらい研究室に残ったんです。そこでネズミの実験をしていたんですが、研究室に動物の好きな女の子がいたんです。ヒロコちゃんって言うんだけど、ネズミを入れておくカゴに「ヒロコ」って書いて、いつもかわいがって。

土橋――どんな実験をしていたんですか？

幕内　この海藻を餌に入れたら、コレステロールが上がるとか下がるとか、ネズミから血液を取って調べていたんです。ただ不思議だったのが、そのかわいがっていたネズミだけデータがぐちゃぐちゃなんですよ。本当はコレステロールが上がるようなところでも、１匹だけ違うんです。

土橋　ああ、かわいがっているネズミがね（笑）。

幕内　採血の間違いが絶対ないとは言えないけれど、どう見ても違うんです。だとしたら、人間はどうなんだろうって。ネズミがこうだったなら、人間はなおさら……。もうそれで踏ん切りがついて、研究室を辞めたんです。

土橋　実験に感情が影響してしまうということですね。

幕内　ええ。こんなことだったら、エビデンスなんて何の意味があるんだろうって思ったんです。栄養素しか見ていなければ、研究員でいられると思いますよ。だけど、食品になると難しくなり、食生活になるともっと難しくなる。人間相手の食生活だったらもっと、わけがわからなくなる。

（幕内秀夫・土橋重隆著『じぶん哲学』ハンカチーフ・ブックスより）

エビデンス（科学的根拠）に意味はあるのか？

私が言いたいのは、エビデンス（科学的根拠）の不毛さです。

個々の食材を扱うだけの「食品学」であればまだわかりますが、栄養学は生身の人間を対象にしたものです。そこには、右のように心や意識も関わりますし、環境も関わってきます。

人の意識が介在することで、動物ですら影響が出てくるのです。植物でも、声をかけながら水をやると花の咲き方が違ってくるという話を聞いたことがあります。音楽をかけながら植物を栽培する人の話もよく耳にします。普通に考えたら、いくらエビデンスを集めようが、それだけではとても対応できないとわかるでしょう。

そもそも、私たちが生きていくうえで必要な栄養素の種類も量も、まだ本当にわかっているわけではありません。

いや、ずいぶんわかってきた、栄養学も進歩してきたと思う人もいるかもしれませんが、それは明治、大正時代の栄養学、昭和30（1955）〜40（1965）年頃の栄養学と比較したらそう言えるというだけのこと。

実際、個々の栄養素の評価はどんどん変わっていきます。

たとえば、かつてはビタミンCやカルシウムが体を健康にする成分として話題になっていましたが、そのうちグルコサミン、カテキン、サポニンのような新しい成分が話題になり、最近ではDHAやEPAが注目されているようです。数年後にはまた違う何かが注目されるでしょう。

栄養教育といっても、その繰り返しなのです。そしてそれは商品の宣伝に利用されるだけで、健康に貢献しているかはわかりません。

これだけたくさんの成分が注目されては消えることでも明らかですが、私たちがわかっている栄養素はほんの一部にすぎないのです。まだ決定的にわかっていない何かがあるかもしれません。

まず、そうした視点を持つこと、**栄養素の名前だけで食べ物について理解しようとしないことが大事でしょう。**

「理想の食事」なんて誰もわかってはいない

栄養素を健康や食事の指針にすると、必ず矛盾に陥ります。

木を見て森を見ず、群盲象をなでるという言葉があるように、部分だけに焦点が当てられてしまうからです。

それは、要素還元主義という言葉に置き換えてもいいでしょう。

要素還元主義にも功罪があり、決して悪い面だけではありませんが、栄養学の場合、弊害の面が突出してしまったと感じます。

たとえば、「かっこいい人」がいたとしましょう。

ある人は目元を見てかっこいいと言い、ある人は鼻筋、ある人は肩幅、ある人は足の長さを見てかっこいいと言う、またある人は身長や体脂肪のデータをもとにかっこいいという。しかし、かっこよさを決めているものはそんな部分的なものではないでしょう。

食生活に関しても同様です。

まず何をもって「理想の食事」と言えるかも十分にわかっていないのに、この栄養素は体にこう働くと、細かい根拠ばかり挙げていっても、その食べ物全体が見えてくるわけではありません。

結局、その食べ物のほんの一部しか見ていないわけですから、別の部分を見ることで評価が変わることもしばしばあります。

たとえば、私が子供の頃は高タンパクであることが何よりも重視されていましたから、病気のお見舞いに卵がとても喜ばれました。高カロリー・高タンパクの食品が体を健康にすると考えられていたのです。

ところが、飽食・過食の時代になってくると、「卵はコレステロールが多いから注意しろ」と言われるようになりました。

それで卵の評価は急に落ちてしまいましたが、いまは「コレステロールはそこまで問題がない」と言われ、「卵は1日好きなだけ食べても構わない」と、むしろ積極的にすすめる人さえいます。

いったい何が正しいのか？　真面目に議論したがる人もいますが、私はバカバカしさを感じてしまいます。

「科学的事実」には必ず矛盾がある

肉に関しても、評価が上がったり下がったりの繰り返しです。

かつて「良質のタンパク源」と言われていたかと思えば、「動物性脂肪（不飽和脂肪酸）のとりすぎに注意」ということになり、糖質制限食が話題になってからは「たくさん食べても大丈夫」……。

こうした情報に振り回され、体を壊した人をどれほど見てきたでしょうか。

果物についても、「ビタミンCの宝庫」と呼ばれ、「生きた酵素が多い」と言われたこともありましたが、最近では「果糖のとりすぎは肥満や糖尿病の原因」と旗色が悪くなってきています。

また、野菜の調理法に関しても、「ピーマンやニンジンは油を使うとβカロチンの吸収がよくなる」と言われている一方で、「火を通すとビタミンCが破壊される」とも言われています。

だとすれば、野菜は炒めたほうがいいのか悪いのか？　真面目に考えはじめたら、まともに料理ができなくなってしまいます。

これに限らず、ある栄養素のプラス面とマイナス面については、それこそ何百という食品で例を挙げることが可能です。

ただ、その一面だけを見て良いか悪いかを言っている限り、必ず反対の事実に出くわします。そのひとつひとつが「科学的事実」だとしても、全体を見ていないから必ず矛盾するのです。

人もそうですが、プラスとマイナスは必ずあります。一方的にいいものなどどこにもなく、その両方が言えるのです。

栄養教育がやってきたのは、ある人の容姿や性格の一部を取り出してほめたり、けなしたりすることと変わりありません。

全体ではなく部分に目を向ける、そうした栄養学の発想そのものから抜け出さない限り、食生活のことは見えてこないでしょう。

栄養素だけで食べ物のことは語れない

これに関連して、かつて「粉ミルクは母乳に比べてタンパク質やカルシウムが豊富だ」と主張する栄養学者や医療者がいました。

実際、だから母乳よりも粉ミルクを与えなさいと指導された時代がありますが、この考え方も栄養素主義のひとつにすぎません。

そこから発展して、だから早く断乳したほうがいいとか、人工栄養にしましょうと言われてきたわけですが、それも栄養素だけを見てきたからです。

確かに成長が早い動物には、骨格や筋肉をつくるために母乳にタンパク質やカルシウムが多く含まれています。しかし、そうした乳を人間の赤ちゃんにあげることが果たして体にいいことなのか？

私に言わせれば、それを論じる以前に、母乳と粉ミルクの栄養素を比較すること自体がおかしいのです。

そもそも、母乳の働きについては栄養素の面だけでは語れません。特に大きいのは、母親と赤ちゃんとの関係です。

オキシトシンという安らぎを生み出すホルモンをご存じでしょうか？　別名「母性ホルモン」と呼ばれているものです。このホルモンが分泌されることで母親はつらい育児に喜びを感じることができ、赤ちゃんの心の成長を促すことがわかってきています。

このホルモンはお母さんが赤ちゃんを抱いてあげる、授乳することで分泌されるといいます。食べ物から栄養をとるという以前のところに、赤ちゃんを健やかに成長させる要素があるということでしょう。

むしろ、こうした精神面への影響のほうがずっと大きいと言えます。

母乳に限らず、**いくら栄養がある食べ物でも、その人がどんな状況で食べるかによって吸収のされ方は変わってきます。**それがわかってくればくるほど、栄養教育の土台は崩れていきます。

食べ物を栄養素だけで語ることはどだい無理な話なのです。

「栄養素信仰」はいつまで続くのか？

このように食べることにはいろいろな要素が複合しているにもかかわらず、それでも私たちは栄養素信仰をやめません。

たとえば、次の新聞記事をご覧になってください。「これが栄養素主義の成れの果てか」と感じないでしょうか？

夕食は、鶏肉やエビ、豆腐、野菜がたっぷりの鍋。そしてサプリメントが26粒。東京都の小学6年生の晃君は、慣れた手つきでビタミンジュースを飲み下す。離乳食から毎日サプリ。成長とともにその数は増えていく。朝夕2回、両親、姉も飲んでおり、おやつはプロテインを溶かしたビタミンジュース。食費の半分はサプリメント代とのこと。

（平成18年1月18日付「朝日新聞」より）

いくら情報過食症がひどいと言っても、まともな人であれば、母親も母親だと思うでしょう。

ただ、この母親も良かれと思って、子供にサプリメントを与えているわけです。サプリメントの業者もその需要に応えようとしているだけで、彼らを批判するだけでは何も変わりません。

こうした栄養教育の病根の深さは、健康を何よりも考えなくてはならない病院や学校の食事に最も端的に表れます。

「栄養素を考えた献立」がいかにバカバカしいか……。

嘘のような本当の話としてまず挙げたいのが、九州の国立病院で実際にあった献立、「カロリーメイトの卵とじ」です。

これは、私が食生活を考えるうえで最も尊敬している故・島田彰夫先生が宮崎大学教授時代に、入院食として出されたもので、あまりにも腹が立ったので写真に撮って、私に送ってこられました。

もちろん、自分が所属していた大学の病院ですから、「これはいったい何ですか？」と関係者に問いただしたそうです。

すると、呼ばれてやってきた栄養士は、「大丈夫です。ちゃんと栄養素のバランスは考えてありますから」。

ここまで来ると、もうコメディだと思うでしょう。

でも、私のこれまでの経験をふまえると、こんなコメディに気づいている栄養士さんは全体の5パーセント程度です。

カロリーメイトを卵とじするほどひどい所は少ないと思いますが、病院食のほとんどは栄養素を組み合わせ、ただの数字のつじつまを合わせているだけ。自分たちの間だけで通じるような「常識」で、延々とこんな笑い話のような献立づくり、食事指導をしているのです。

学校給食が「暴走」してしまう背景

学校給食についても、栄養素を重視したおかしな献立はたくさんあります。象徴的なものをいくつか紹介しましょう。

まずは、東京都・町田市の小学校の献立表にあった**「ジャージャー麺、フライド**

ポテト、サイダーポンチ、牛乳」。

なにしろサイダーです。まともな感覚があったら、これが本当に給食なのかと思うでしょう？　それとも、これも給食？　事実、これはおかしいと声を上げると、ここでも栄養士さんは「ちゃんと栄養素のバランスを計算してあります」と答えられたそうです。

言い換えれば、栄養素だけを考えると、この献立でも大丈夫なのです。もちろん、これだけが例外というわけではありません。

次の3つも、実際に学校給食で出されたことのある献立です。

- 雪見だいふく、エビカツバーガー、コーンスープ、牛乳
- ソース焼きそば、串カツ、ワッフル（ココア味）、くきわかめサラダ、牛乳
- エクレアパン、白菜のクリーム煮、黄桃ヨーグルトかけ、牛乳

創作でも何でもなく、実際にこうした給食が出されている以上、栄養学的に間違ったことをしているわけではありません。

それまで学んできた知識で食材を組み合わせ、カロリー計算をする……そうやって真面目に仕事をしていくと、こうした献立も「栄養バランスのとれた組み合わせ」として成り立ってしまうのです。

栄養教育と言っても、その実態は巷のジャンクフード、ファストフードとさして変わらないことがわかるでしょう。

「まともな献立」をつくる簡単な方法

では、どうしたらもっとまともな献立がつくれるでしょうか？

答えは簡単です。栄養素について何も考えず、**ご飯と味噌汁を主体にした「定**

食」を基本にすればいいのです。

ご飯と味噌汁を増やすと、その分、パンやパスタなどの「カタカナ主食」が減っていき、油と砂糖をとりすぎることもなくなります。

たとえば、町の定食屋さんは栄養素なんていちいち考えませんから、そうそうヘンな献立にはなりません。メニューには揚げ物や炒め物も入ってきますが、先ほどのおかしな給食のようにはならないでしょう。

そもそも、「栄養素のバランスを考えて食事をしましょう」と言われていますが、忙しい主婦はそんなことを考えてつくったりはしません。

ご飯と味噌汁をつくり、ありあわせのものでもう1品か2品、おかずをつくる。それができれば十分です。

もちろん、時々変なものをつくってしまうかもしれません。コンビニ食やファストフードを口にすることもあるでしょう。

でも、そうした食事ばかり続いたら、ご飯と味噌汁を食べたくなるのが普通の感覚です。食べすぎた場合と同様、栄養素のことなどを考えなくても、自分のなかで自然と調整されていきます。

栄養素を考え、余計な勉強をすると、「糖質は体に必要ない」といったような極端な方向に走りやすくなります。

私たちの先祖がごく普通に続けてきたことが疑わしくなり、ご飯を一切食べずにステーキだけ、山盛りのサラダだけ、フルーツだけといったような食べ方を選ぶ人も出てきます。

コーラやカップ麺で脂肪吸収を抑える？

こうした栄養素主義の成れの果てのひとつが「トクホのコーラ」です。

トクホは特定保健用食品の略で、国の審査によって「カルシウム等の吸収を高める」「食後の血糖値の上昇を緩やかにする」といった保健効果が認められた食品のことを指しています。

国がエビデンスを認めたことになりますから、さぞかし優れた食品なのだろうと思いきや、それがコーラ？

「いくらなんでも、コーラを飲んで健康になれるなんて考える人がいるはずがない」、私はそう思っていました。

ところが、完全に読みが外れました。なんと発売してわずか1年で2億本突破しているというのです。

要は、難消化性デキストリンという食物繊維を配合することで、脂肪吸収を抑える効果が得られるということらしいのですが、これを買う人はおそらくハンバーガーと一緒に飲んでいるのでしょう。

「脂肪吸収を抑える」というエビデンスを本気で信じている人なんて、じつはどこにもいないのかもしれません。

最近では、コーヒーの効果も話題になっているようです。

コーヒーに含まれているクロロゲン酸が抗酸化作用や脂肪吸収を抑える効果があるとのことで、ある商品では2倍含有されていることが謳い文句になっています。

もちろん、こちらもトクホです。

難消化性の成分を入れたら消化が抑えられるわけですから、当然、脂肪の吸収も抑えられます。要はそれだけの話、食べ物に下剤を入れて喜んでいるようなものなのですが、それでも売れる。

ほかにもサイリウムの入ったカップ麺……。

サイリウムというのも食物繊維の一種ですから、発想は一緒です。でも、やはりカップ麺です。カップ麺を食べて脂肪吸収を抑える？　しかも、その効果を国が認可して、商売を助けている……。

ファストフードは体に悪いと言われますが、居酒屋と同じで行きたい人が行き、食べたい人が食べればいいだけのことです。

ところがトクホなんていうものを国がつくって、消費者庁の役人がせっせとすすめているのですから、本当にひどい話だと私は思います。

しかも、ここまで来ても栄養素主義の弊害に気づく人はあまりいません。それでは日本の消費者はバカだと言われてもしかたないでしょう。

「カロリーゼロ」という情報を食べている

ここで改めて、冒頭で取り上げた風土とフード（食べ物）のつながりについて考えてみたいと思います。

たとえば、食欲の秋という言葉があるでしょう。

秋に収穫されるのは、米、小麦、蕎麦、サツマイモなど、どれもカロリー（熱量源）になる農作物です。私たちの食生活は、この時期に収穫される作物で1年間を賄っているといってもいいでしょう。

食生活で最も大事なのは、まず何よりも**生存のためにカロリーを確保すること**であり、そのカロリー源として重視されてきたのが秋に収穫される**穀類やいも類**です。先人たちはそれがわかっているから、全国各地で五穀豊穣の祭りを行ってきたのでしょう。

それにもかかわらず、いまではカロリーゼロ、あるいは低カロリーの食品にお金を出す人がいるわけです。

カロリーゼロだと買う気になるのは、カロリーゼロが肥満を防ぐ、食べすぎを抑えるという情報が飛び交っているからでしょう。でも、カロリーゼロに本当にそんな効果があるのか誰も問いません。そういう情報を信じている、信じ込まされているだけで、それ以上の意味を考えて買っている人など、ほとんどいないと思います。

まさに、情報過食症時代と言うべきでしょう。

次ページの図1は、食品メーカーのカゴメが調査したものです。子供たちが好む

図1　子供の好きな野菜、子供が食べてくれない野菜

子供の好きな野菜(10位まで)

(n=800)　(複数回答)

順位	好き	回答数	%
1	トウモロコシ	618	77.3
2	ジャガイモ	574	71.8
3	えだまめ	565	70.6
4	サツマイモ	554	69.3
5	キュウリ	532	66.5
6	トマト	503	62.9
7	ブロッコリー	472	59.0
8	にんじん	470	58.8
9	かぼちゃ	452	56.5
10	だいこん	426	53.3

子供が食べてくれない野菜(10位まで)

(n=800)　(複数回答)

順位	食べてくれない	回答数	%
1	なす	260	32.5
2	ピーマン	208	26.0
3	しいたけ	208	26.0
4	水菜	183	22.9
5	オクラ	174	21.8
6	ニラ	166	20.8
7	エリンギ	155	19.4
8	ねぎ	149	18.6
9	トマト	148	18.5
10	アスパラガス	140	17.5

(株)カゴメ調査(2011年)

のは、野菜よりも穀類、イモ類（ジャガイモ・サツマイモ・トウモロコシなど）のような糖質を多く含みカロリーの高いものになっています。

栄養素のことなど何も知らない子供たちは、大人たちの喧騒に巻き込まれず、情報に毒されず、体が欲するものを食べています。

そろそろ子供たちを見習って、数字やデータで食べ物を理解しようとする発想をやめたらどうでしょうか？

それが栄養教育、栄養素主義から抜け出す第一歩になります。

第2章

栄養学が見落としてきた腸内細菌のふしぎ

栄養学の知識が役立たなくなる？

栄養素主義がいかにバカバカしいか、さまざまな例を挙げて述べてきました。

ところが、話はこれで終わりません。じつは、最近の研究によって、**これまでの栄養学の知識がすべて無意味になってしまうような、決定的と言ってもいい事実**がわかってきたからです。

私がその事実を知るきっかけとなったのは、マーティン・J・ブレイザー『失われてゆく、我々の内なる細菌』（みすず書房刊）という本です。

この仕事について40年ほどになりますが、最も影響を受けた本のベスト10に入る一冊といって過言ではありません。

私にとって、それほど衝撃的な内容でした。

著者であるマーティン・J・ブレイザーは、ニューヨーク大学の微生物学教室の教授で、アメリカの「タイム」誌の「世界で最も影響力のある100人」に選ばれています。

選ばれたのは2015年ですから、ごくごく最近のことです。それくらいホットな話題なのだということを念頭に入れつつ、以下、その主張の要点を簡単に解説していきましょう。

主役は体内に常在する無数の細菌たち、とりわけ**腸内細菌**です。

私自身、昔から食事は私たちだけではなく、腸内細菌も一緒に食べていると指摘してきました。もちろん、腸内細菌が人体に与える影響の大きさについても、いまのように話題になる以前から注目していました。

なぜなら、もともと農業について勉強してきたからです。

農業は堆肥をつくり、微生物を相手にして作物を育てています。ですから、微生物の影響について考えることに違和感はまったくありませんでした。

農業では土壌と作物、微生物の関係について考えますが、人の場合、それが腸内と体にスライドしたにすぎません。

医療の常識を変える驚異の治療法

人体には1万種類、百兆個もの細菌が住み着いていると言われています。その重さを合計すると脳の重さに匹敵するほどだといいますが、本の著者が注目された理由はそこにはありません。

彼の研究が「糞便移植療法」という、医療に革命を起こすような衝撃的な治療法につながっていたからです。

初めて聞いた時はビックリしましたが、糞便移植療法とは、その名の通り、まず良質の便を生理食塩水に溶かして濾過し、その液体を内視鏡など通して患者さんの腸へ流していく治療法です。

その液体には膨大な数の腸内細菌が含まれていますから、糞便移植と言いながら、実際には菌を一気に移植してしまう。たったそれだけの治療で、難病が治癒してしまうことがあることがわかってきたのです。

アメリカで年間に1万人も亡くなる、クロストリジウム・ディフィシルという難病の感染症があります。その病気に対して、オランダで糞便移植療法によって94パーセントが治癒することが報告されています（2013年「ニューイングランド・ジャーナル・オブ・メディシン」より）。

食物アレルギー、潰瘍性大腸炎、自閉症、肥満、喘息などにも改善効果が見られたといいますから、おそらく多くの病気に効果がある可能性があります。私自身、潰瘍性大腸炎の患者さんは数多く見てきましたが、非常に難しいため、難病に指定されているくらいです。

でも、これも糞便移植療法で治ったという報告が数多くあります。

腸内細菌叢《そう》（腸内フローラ）の状態は、私たちの健康とそれだけ深く関わりあっているのです。すでに日本の病院でも導入しているところが増えていますから、今後も「エッ、こんな病気が治るの？」という症例が出てくる可能性は極めて高いでしょう。

「菌を移す」ことで健康が保たれる

さて、私が衝撃を受けたのはここからです。「口腔感染」という言葉を聞いたことがあるでしょうか？

わかりやすく言えば、口移しということです。

たいていの動物は、生まれたての赤ちゃんをなめています。

動物園の園長をしていた友人にその理由について聞いたところ、「羊水がついたままだと臭いが出るので、他の動物に襲われる危険性が出てくる」「濡れている状態だと急激に体温が下がってしまう」……この2点が一般的な解釈だということですが、この本では**「なめることによって母親が持っている細菌を移している」**と書かれてあります。

腸内細菌は100兆個も存在し、私たちの細胞よりも多いわけですが、そうした常在菌をなめることによって子供に移しているというのです。

他の動物だけでなく、かつては人間も出産後に母が子をなめて菌を移していた時代があったといいます。

いまの歯科医療などでは、母親の口移しを禁止したり、母親が使った食器の殺菌をすすめたり、衛生的であることを重視しますが、私自身、そんな手間のかかることをわざわざするのはおかしいと思っていました。

この本では、逆に赤ちゃんにキスをしたり、スキンシップをしたりすることが大切だと書いてあります。

かつていくつかの民族は、赤ちゃんの服のお腹の部分は布がなくて肌が見えていて、母親は背中が開いているものが多いそうです。肌と肌のスキンシップで母親の持っている細菌を移すわけです。

わかりやすく言えば、**菌を移すことで病気になるのではなく、むしろ健康が保たれてきた面が大きい**ということでしょう。

これが事実だとしたら、いまの医療も大きな変革が迫られるようになります。

まず問題になるのは抗生物質です。現代医療は抗生物質を当たり前のように使っていますが、それによって病原菌だけでなく、腸内の有用な細菌までも殺されてしまう可能性があります。

また歯科医療でも、ミュータンス菌というたったひとつの菌を問題視するあまり、お母さんからの口移しをすすめてきませんでした。こうした常識もあっという間にひっくり返るでしょう。

このほかにも、自閉症のようなメンタルの病気も、腸内細菌の影響が大いにあることが指摘されています。だとしたら、精神疾患の治療についても見直しが求められる可能性があるかもしれません。

腸内細菌叢は安定している

細菌の影響はそれほど大きいわけですが、糞便移植を実施する場合、なによりも良質な便が求められます。

ただ、アメリカのある調査では4パーセントの人の便しか使えなかったそうです。

私などはその話を聞いて、「コーラを飲み、朝昼晩とハンバーガーを食べているような国に良質な便の持ち主なんているわけがない」と思ったわけですが、一番の原因はそこにはないのです。

前掲書にはこう書いてあります。

「3歳までに母親から受け継いだ細菌の影響が大きい。食事によって変わる部分はあるけれど、それは小さい」

どこで決まるかというと、赤ちゃんが産道を通って出産する時です。お腹のなかではほぼ無菌状態ですが、産道を通る時に母親から菌が移植されることが最も大きいというのです。

帝王切開では、それが行われていないことになります。また、帝王切開する人は、手術後に抗生物質を使いますが、その影響も無視はできません。

ほかにも母乳か人工栄養かでも違ってきますし、母親からの口移しによる口腔感染、スキンシップによる皮膚からの感染……これらで腸内細菌叢はほぼ決まってしまうのだといいます。

良質な便であるかどうかの決め手に、「ハンバーガーをどれだけ食べているか」はそれほど影響が大きくないと指摘されているのは、それゆえです。つまり、乳幼児期に獲得した腸内細菌叢は容易に変わらない。まれに暴飲暴食したくらいで簡単に変わってしまったら生きていけないからだと思います。少なくとも、**たった1回、あるいは数日何かを食べたからといって「お腹がきれいになる」というような話ではない**ようです。

別の研究では、動物性食品だけ、逆に植物性食品だけといった極端な食生活を続けた場合、腸内細菌への影響は否定できないという指摘もあります。いずれにしても、食生活の影響は少なくても数年間という長期にわたって継続された場合に影響があると考えるべきでしょう。

「肉が体に良くない」意外な理由とは？

幼少時の環境に比べると影響が小さいと言いつつも、食事に関しては意外なところに問題がひそんでいます。

たとえば、ご飯もろくに食べず、朝・昼・晩と肉類ばかり口にしていると、便は臭くなると言われているでしょう。

その時、腸内に悪玉菌が増えていることは確かですが、肉そのものの食べすぎの問題もさることながら、それよりも**家畜に使われている抗生物質のほうが影響が大きい**というのです。

アメリカでは、抗生物質の生産量の7〜8割が、人間ではなく、家畜に使われているといいます。

日本でも、家畜をと畜処理する前の数日間、抗生物質の投与を中止しなければならない決まりになっています。それできちんと抗生物質が抜けているのかは疑問ですが、そもそもかなりの量を使用しているのです。

こうした薬漬けの肉が腸内細菌にどんな影響を与えるのか？　実態が明らかになってくるのはこれからでしょうが、肉食そのものの影響以上に、どう飼育された肉かがより大きいのでしょう。

肉に含まれるタンパク質の含有量、アミノ酸の役割などをいくら論じても、本質的とは言えません。腸内細菌の研究の進歩が、今後、それを教えてくれることになるでしょう。

こうした事実を見ても、食生活を考える際にその栄養成分を考えることの無意味さが見えてきます。栄養素だけを考えても参考程度にしかならないということがわかるはずです。

ヨーグルトを毎日食べても菌は増えない

たとえば、国産の無農薬の質のいい大豆と麹、未精製の自然塩などで味噌をつくれば確かに美味しいです。

ただ、私は正直なところ、それだけではどうも物足りないと感じます。実際、我が家でもつくっていましたがどこか違う……。昔から「菌は蔵に住む」と言われているように、味噌蔵の壁や床、空気中にいる微生物が味噌のコクの有無に影響しているからです。

私は、愛知県の3年ものの八丁味噌が大好きで、実際に工場に行って見学したことがあります。

そこでは、味噌を樽に3年寝かせて完成させます。樽は味噌をつくり替えるたびに洗われますが、それだけで微生物が完全になくなるわけではないでしょう。こうした樽の菌がコクに関係していると思うのです。

お気づきかもしれませんが、3歳までに常在菌が定着することと、味噌を3年寝かせてコクを出すことは、同じ話だと思います。

赤ちゃんが生まれて、足や手に菌がついていくことで、その人の一生の健康の土台となる腸内細菌叢がつくられます。その後、食べる物によって変わる部分もあるとは思いますが、圧倒的に3歳までについたものの影響が大きいと考えられているのです。

ヨーグルト、あるいは乳酸菌飲料のコマーシャルに「毎日とることに意味がある」というニュアンスのものがあります。

もし、それらに含まれる乳酸菌が腸に届き、繁殖するなら、毎日とる必要はないはずです。1回食べればいいはずでしょう。**毎日とらなければならないということは、腸に届いたとしても、繁殖していないことを証明しているようなものです。**

ヨーグルトや乳酸菌飲料をとることで「腸をきれいに」できるほど単純な話ではないということです。

動物が糞を食べるのはなぜか？

こうした話を、先ほどの動物園の園長に話したところ、「それはありえる」という言葉が返ってきました。

たとえば、草食動物があれだけの草を消化するのは、腸内細菌が草を発酵させてエネルギーに替えているからです。それがわかっているため、動物園では草食動物に抗生物質を使う時はものすごく気を使うそうです。

なぜなら、ヘタなものを取り入れて草食動物の腸内細菌叢が変わってしまうと栄養失調で死んでしまうからです。

腸内に根づいている菌の存在がとても大切なのです。

しかも興味深いことに、ほとんどの動物が糞食をしていると言います。

口から取り入れる糞食に糞便移植療法と同じ役割があるかはわかりませんが、友人の園長に糞便移植の話をしたところ、「そんなことで病気が治るなんて！」とショックを受けていました。

糞食で病気が治るのであれば、動物は本能的にどんどんやるはずだからです。

こうした動物の生態についても、この先、腸内細菌の研究が進むことで明らかになってくるかもしれません。

腸内細菌も栄養をつくっている

腸内細菌の存在を考慮しない栄養学が、実際の健康といかにかけ離れてしまっていることが見えてきたでしょう。

ここでもうひとつ栄養素との関連も指摘しておきましょう。

たとえば、病院で大腸がんの患者さんの腸を切除すると貧血になることがあります。これは腸内細菌が一緒に失われることで、菌が生成しているビタミンB_{12}が不足してしまうからだと考えられます。

そう、腸内細菌が栄養素をつくっているわけです。

あるいは、パプアニューギニアの先住民は、野菜とサツマイモが主食で、ほとんどど動物性食品は食べていないにもかかわらず、筋骨隆々でとてもいい体格をしているでしょう。

腸内細菌学のパイオニアである光岡知足《みつおかともたり》氏が、もう30～40年前に、「空気中の窒素を腸内細菌が取り込んで、タンパク質に変換させている」という仮説を唱えていましたが、現在ではそれが確実視されています。

また、腸内細菌の研究によって、日本人には海藻を利用できる特有の腸内細菌が棲みついていることも確認されています。「海藻にはほとんどカロリーがない」とは限らないということなのです。

腸内細菌の働きでつくられる栄養素もあるわけですから、食べ物の栄養計算なんて、じつはあまり意味がありません。私はその点にずっと異を唱えてきましたが、それが裏付けられてきているのです。

昨今では、そこに糞便移植療法が注目されるようになりました。

便を移植すること自体はとても簡単ですから、日本でも導入する医療機関はどんどんと増え、薬物治療はもちろん、食事療法でも治らなかった病気が治ったという事例が出てくるでしょう。

アメリカでは、そうした需要を確保するため、アマゾンに行って便を集めているといいます。抗生物質も使わず、帝王切開もしない先住民の人たちの便を採集しに行っているわけです。

どうにも滑稽な話でありますが、確実に言えるのは、栄養素について学んでも、それだけでは栄養指導には役に立たないということです。

役に立つと思って真面目に学んできた人も多いでしょうが、せいぜい参考になる程度のものなのです。

「レモンにはビタミンCが多い」という事実は間違っていませんが、「だから食べるべきだ（食べるべきでない）」と、簡単に判断できるものではありません。**こうした不確実なものを国が栄養指針にして、広めてしまったところに、栄養教育の最大の誤りがあるのです。**

エビデンスと称して、それを利用してトクホのようなものも現れる……とんでもない国になってしまったと思わずにはいられません。

こうした現状にどう対処し、どんな食事をしていけばいいかについては、第6章で6つのポイントから考えてみたいと思います。そして第7章で、風土と人の感覚にもとづいた、食生活の基本的考え方を述べたいと思います。

第3章

栄養学は「欧米崇拝」から成り立っている

日本人の食生活を変えた「欧米崇拝主義」

日本人の食生活が「何がとれるか」から「何を食べるか」へ転換するなかで、もうひとつ現れたのが**「欧米崇拝主義」**です。

わかりやすく言えば、気候風土や民族の違いを考慮せず、「欧米型の食事が理想である」という教育がずっと行われてきたのです。

これがいかに問題を起こしてきたか、考えてみましょう。

これまで述べてきたように、気候や風土条件によって食べるものが変わってくるのは当たり前のことですが、最近ではそれだけではなく、民族的な違いもどんどんわかってきています。

たとえば、日本人がハンバーガーなどのファストフードをアメリカ人のように大量に食べられるかと言えば無理でしょう。

ハンバーガーを食べたとしても、その量が圧倒的に違います。

大相撲でも、かつてハワイ出身の小錦、武蔵丸、曙は体重が200キロをゆうに超えていましたが、それだけの肥満でありながら彼らが糖尿病になることはありませんでした。

それに対して、日本人力士は160キロくらい、早い人で130キロを超えたあたりで糖尿病になるケースが珍しくありません。

こうした民族的な違いがあるにもかかわらず、栄養学ではそれを無視し、欧米型の食事が理想だと教えてきました。

欧米人のライフスタイルに憧れるあまり、自分たちの祖先が大事にしてきた食生活の知恵を捨て、むしろ遅れたものだと見なしてきたでしょう。欧米人のようになることで、生活の面でも、健康の面でも理想に近づける……そういう妄想のような考えが広まっていったのです。

明治時代の大ベストセラーが教えてくれること

その一例として、明治時代の大ベストセラーである、村井弦斎の『食道楽《くいどうらく》』という本をご存じでしょうか？

近代以降、おそらく食生活の分野で最も売れた本だと思いますが、春夏秋冬の4巻に分けられた小説仕立ての本には、プリン、アイスクリーム、ババロア、スポンジケーキのようなデザートをはじめ、和洋中600種類以上の料理の名前が登場すると言われています。

もちろん、当時の庶民がほとんど口にできなかったものばかりでしょう。口にできないからこそ憧れが生まれ、本が爆発的に売れたのだと思いますが、いまはどうでしょうか？

こうした食事を庶民ができるようになったのは、昭和30年頃です。欧米崇拝主義が日本中に浸透し、日本人の食生活を破壊してしまうような、大きな変化が起こったのです。

このターニングポイントに日本の社会で何が起こったのか？　歴史をさかのぼりながら見ていきましょう。

栄養学が日本人の食生活を破壊した

栄養学を具体的に普及させ、日本人の食生活を破壊した大きな原動力になったのは、当時の厚生省が推進した「栄養改善普及運動」です。

厚生省の指導のもとキッチンカーが全国を駆け回り、栄養士や保健師が洋食＝欧米型の食事のつくり方を教えていくわけです。

昭和20（1945）年以来、全国津々浦々、2万あまりの会場に延べ200万人を動員したと言われています。

そこで喧伝されたのは、以下のようなことでした。

- ご飯を残してもいいからおかずを食べること。
- タンパク質が不足しているので肉類の摂取を増やすこと。
- カルシウムが不足しているので牛乳や乳製品を飲むこと。
- 塩分が多すぎるので控えること。

こうした栄養改善を「食生活の近代化」とうたい、国を挙げて大真面目に推進していたのです。

とりわけ大きな影響を与えたのが「ご飯は残してもいいからおかずを食べる」ということで、その代わりにすすめられたのがパン、あるいはパスタなどになります。当時、粉食奨励運動と呼ばれていました。**「ご飯を食べると太る」という誤った考え方が広まるきっかけになったのも、この栄養改善運動によるところが大きい**でしょう。

次の「タンパク質が足りない」、「日本人はカルシウム不足」は、乳業メーカーやサプリメントのメーカーがいまでも利用しています。

「塩分が多すぎる」ということは、味噌汁や漬け物を食べるな、食べるなら減塩しなさいということでしょう。

このすべてを合わせると「日本人の食事は遅れている」「日本食はダメなんだ」ということにいやでもなります。こんな恐ろしい食文化の破壊が、50～60年前にさかんに行われていたのです。

「米を食べるとバカになる」と言われた時代

たとえば、タンパク質が足りないと言いますが、それは肉や牛乳に頼っている欧米の食生活から見れば少ないというだけです。

にもかかわらず、一網打尽に「不足」というわけです。

実際には、肉や牛乳をたっぷりとる欧米人と比べて、日本人の摂取量は少ないだけで不足しているとは限りません。

塩分が多いのも、欧米の食生活と比べた場合です。あくまで比較論であって、本当に不足しているかどうかはハッキリわかっていなかったにもかかわらず、そうした栄養指導が行われてきたのです。

そのなかでも、「ご飯は残してもいいからおかずを食べなさい」は明らかに行きすぎだったでしょう。

その風潮を強く後押ししたのが、昭和33年に刊行されベストセラーになった『頭脳』という本です。

先ほど明治時代のベストセラー『食道楽』について触れましたが、こちらは戦後のベストセラーです。

林髞《はやしたかし》という慶應大学の脳生理学者が書いた本ですが、要するに**「米を食べるとバカになる。頭をよくするにはパンが最良」**という内容なのです。こんなひどい本が飛ぶように売れたというのですから、食事の本が歴史上のターニングポイントの役割を担うこともあるのでしょう。

次ページの図2に示したように、さし絵には「パン食国民の方が米食国民を抑圧している」とあります。

確かに電気、蒸気機関、鉄砲などの文明の利器がパンや肉を食べている国から生まれたのは事実でしょう。ただ、それをもって「欧米食は優れている、日本食は遅

図2　昭和30年代にブームになった「米食低脳論」

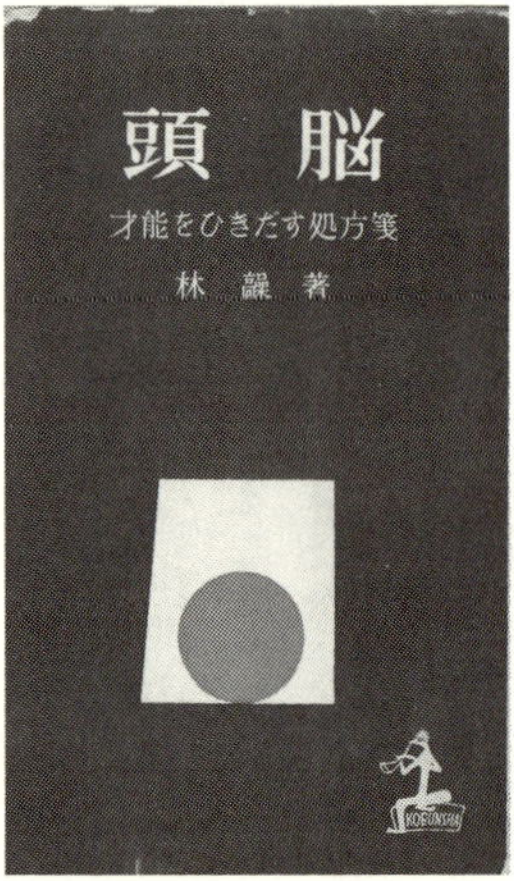

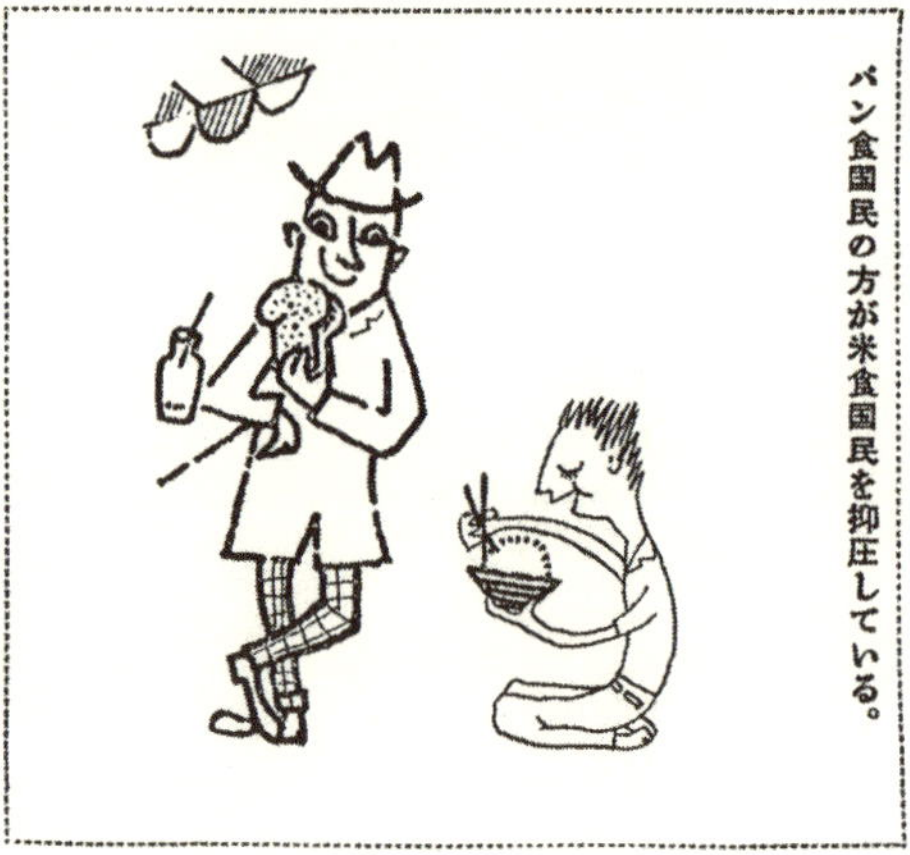

れている」というのはバカバカしい話です。

ところが、当時は朝日新聞をはじめとする大新聞がこぞってこの本を礼賛し、「米を食べたらバカになる」と書きました。信じられない話ですが、そのくらい影響が大きい本だったのです。

欧米の栄養学がなぜ問題になるのか？

「ご飯よりパンのほうが優れている」といった欧米崇拝主義のもとになったのは、ドイツから学んだ栄養学です。

日本の栄養教育は、医学、衛生学と一緒にドイツから輸入された知識がベースになっていますが、そのドイツはどんな地域でしょうか？

77ページの図3をご覧になると、日本列島より北にあることがわかります。北海道より北ですから、当然、とても寒いでしょう。だから、北海道の景色はヨーロッパに近く、雑木林がなく、雑草が少ない。それゆえ牧畜に向いているという共通点があります。

ドイツの大都市であるミュンヘンも札幌並みの寒さですが、札幌と違っているのは雨が少ないという点。寒くて雨が少ないということは、「植物が育ちにくい」ということです。

もちろん、そうだとしても、何か食べないと生きてはいけません。

人が食べるものは、基本的には「動物」か「植物」のどちらかです。

ご飯は植物ですし、野菜や果物も言うまでもなく植物。これに対して、肉やチーズなどの乳製品が動物ということになりますが、植物が育たない地域が食を動物性に頼るのは当たり前です。

要するに、**生活するのに厳しい環境ほど動物性食品になる**のです。

私が過去に訪れたなかで環境の厳しかった地域は、標高で言えばブータンです。

図3　日本とドイツの地理・気温の比較

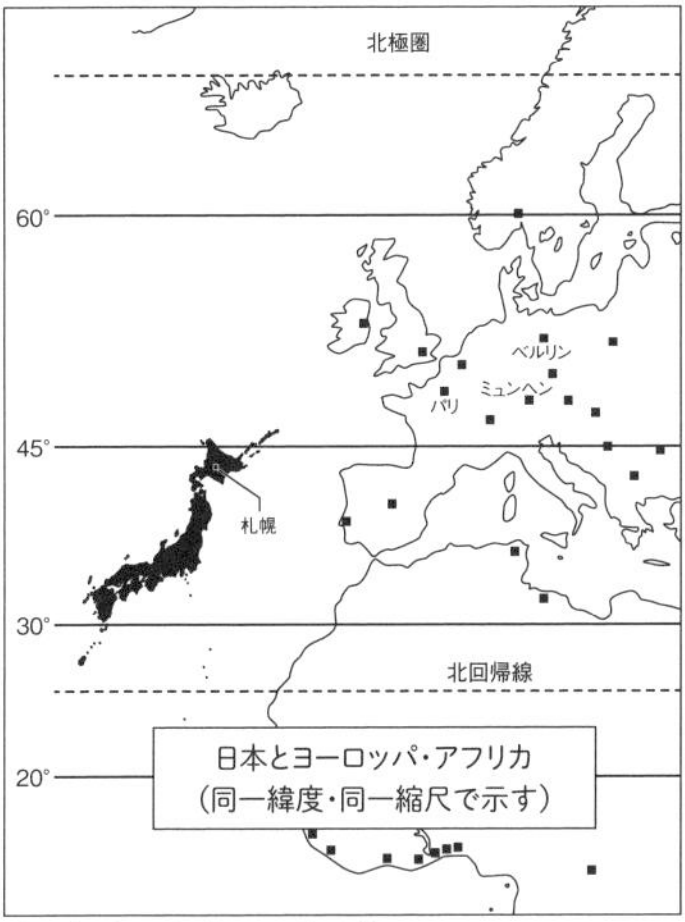

島田彰夫氏提供の画像を加工

平均気温・年間降水量の比較

地点	平均気温(℃)	年間降水量(mm)
ロンドン	9.7	752.6
ミュンヘン	**8.0**	**965.2**
パリ	10.6	647.9
ローマ	15.5	746.9
マドリード	14.3	461.0
ニューヨーク	12.4	1068.8
モスクワ	4.9	691.6
北京	11.8	577.9
東京	15.6	1405.3
札幌	**8.2**	**1129.6**

標高4000メートルと富士山より高いのですから、息が切れて歩くのがとにかく大変でした。畑仕事もし、米や野菜なども栽培はしていますが、食生活は動物性に頼らざるをえません。

たとえば、お茶もヤクの脂肪とミルクを加えたバター茶です。お茶からもカロリーを取ろうということでしょう。牛が飼えないためヤクを家畜にして、服もヤクからつくった毛皮を着ていました。

彼らはそこでとれるものを食べ、生活しているのです。

欧米より豊かだった日本の食生活

一方、雨が少ないという点では、私はユーラシアの内陸にあるシルクロードをずっと旅したことがあります。

地平線の彼方までずっと道だけが続いているような何にもない土地ですが、驚くことにそこを人が行き来しているわけです。ここで生きている人たちは、やはりラクダの乳や肉などに頼るしかありません。

カナダのイヌイット（エスキモー）にしても、極寒の環境のなかで植物はほんのわずかで、アザラシなどの動物に食は頼っています。

繰り返しますが、自然条件が厳しい環境に住んでいたために動物に頼らざるをえなかったわけで、彼らの食生活は決して豊かとは言えません。逆に**植物が豊富に育った日本のほうが豊かだった**のです。

にもかかわらず、肉食をあまりしなかった日本の食生活は貧しい、栄養が不足していると言われてきました。欧米崇拝主義では、現実にあったことがまったく逆にとらえられてしまうのです。

こうした風土による豊かさの違いを、もう少し考えてみましょう。

欧米の場合は小麦、大麦などの麦が中心です。日本は米ですが、米は水田で栽培できるため連作が可能です。

つまり、同じ田んぼで今年米が100俵とれたら、来年、再来年も同じくらいの収穫が見込めます。田んぼの水を替えているため、連作障害が起こらず、一定の収穫量が確保できるのです。

米ももともとは畑でつくっていたのですが、それでは土の養分がどんどんと失われ、年ごとに収穫量は減っていきます。ですから、同じ米でも陸稲はあまり美味しくはありません。

もちろん、小麦にしても畑では連作ができないため米のように主食にはできません。ご飯を食べている国はご飯を主食と呼んでいますが、彼らはパンを主食とは呼ばないでしょう。

いろいろなおかずのなかに「パンもある」というのが、彼らの食事なのですが、それは貧しさを補った結果なのです。

欧米の食事が高カロリーである理由

勘違いをしている人が多いので補足しますが、**「空腹を満たす量の米がとれるため、たくさんのおかずで熱量をとる必要がない」**というのが、**日本のようなご飯を食べる国の特徴**です。

おかずで空腹を満たさなくても生きられる。だから、調味料も塩、味噌、醤油とシンプルになります。

塩や味噌を使っても大してカロリーは上がりません。野菜を煮物、和物、おひたしにしてもそれほど高カロリーにはならず、魚を刺し身、焼き魚、煮魚にして食べることがあっても同様でしょう。

その分、塩分は多くなりますが、それは多いというだけで、「多すぎる」ということではありません。

一方、パンの国は副食でお腹を満たさないといけないため、おかずが多く、調味料も油、ソース、マヨネーズ、ケチャップといったカロリーの高くなるものが中心になります。

コンソメスープ、シチューもカロリーは高いでしょう。味噌汁に塩分が多いのに対し、スープはカロリーが高くなります。

また、結果的に油の使用が多くなります。パンの国では主食でカロリーが補えないため、必然的に油が増えていったのです。

戦後の栄養改善運動では、そうした経緯を無視して、油をとることをすすめてきました。家庭の主婦がフライパンや鍋を使って、炒め物や揚げ物をつくるようになったのも、その結果なのです。

その結果、米の消費量はどんどん減り、伝統食のなかに残されてきたさまざまな知恵も失われていきました。

食の欧米化ではなく、ファストフード化

ただ、そういう欧米崇拝主義に染まった栄養教育が行われてきたにもかかわらず、日本の食事が欧米化したとは言えません。

欧米型の食生活の影響は受けましたが、だからと言って、寸胴鍋で牛の骨を煮込んでフォンドボーをつくるとか、未精製の全粒粉などを使った黒パンを食べるという習慣が定着したわけではないからです。

なかにはそうした食生活を取り入れた人もいるでしょうが、私が感じるのは**欧米化ではなくファストフード化**です。

重なるところはありますが、私たちは欧米の食文化の上澄みだけを受け取り、それを工業製品として量産化しました。

手間暇のかかる伝統食を排除し、手軽に食べられるファストフード文化を受け入れていったわけですが、いずれにせよ戦後60～70年で食生活に劇的な変化があったことは確かです。長い歴史がありながら、なぜこんなにも簡単に変わってしまったのでしょうか？

私はこれまでに世界40カ国以上を旅してきましたが、食生活がここまで変わった事例に出くわしたことはほとんどありません。

実際、それらの国の多くは、100年前の人が生き返っても「ああ、ここは自分がいた場所だ」とわかる食事が出てくるでしょう。

それに対して、日本は100年前の人が「あれ、俺はどこの国に生まれ変わったんだ？」と、きっと混乱するはずです。

そこまで変化してしまった理由のひとつが栄養教育であり、それに拍車をかけたのが**「アメリカの小麦戦略」**です。

かつてNHKが『NHK特集・食卓のかげの星条旗～米と麦の戦後史』という番

組を放送したことがあります。のちに書籍化もされた、知る人ぞ知る番組ですが、ここにその一端が描かれています。

ポイントとなるのは、終戦当時、アメリカは小麦をはじめとする膨大な余剰農産物の処理に苦慮し、国を挙げて海外戦略を練っていたという点です。敗戦国である日本はそのターゲットになったのです。

戦後のパン食の爆発的な普及にアメリカ政府、同国の小麦連盟による巨額の資金援助、それによる大規模な宣伝・キャンペーンがあったことが関係者の証言で明らかにされています。

この当時、小麦連盟から援助を受けた関係者のなかには存命している人もいると思いますが、要はアメリカの国策に加担する形で自国の食文化を破壊していったことになります。

「アメリカの小麦戦略」に乗せられた日本

こうしたアメリカの小麦戦略の一環として、昭和29（1954）年に学校給食法が制定され始まった学校給食でもパン食が普及していきました。

あまり知られていませんが、この学校給食の普及にもアメリカの莫大な資金援助があったことがわかっています。

1960年代末、アメリカの農務省は『Farmer For the World』というプロパガンダ映画を製作、日本での市場開拓＝小麦戦略の成果について次のように誇らしげに報告しています。

小麦は何よりもパンの消費で伸びた。

アメリカの援助で始まった学校給食が役立った。
パンの味を覚えてくれると一生食べてくれる。
キッチンカーも有効だった。これもアメリカの市場開拓で、主婦たちは小麦食品の良さを知った。
かくして日本の食卓は変わった。

当時の日本は食糧事情が悪かったのが事実ですから、アメリカの小麦戦略にも「助けよう」という思いは含まれていたかもしれません。

しかし、それ以上に「余っているものを売りさばき、巨利を得よう」という思惑があったことは間違いないでしょう。日本の政府も、農業関係者も十分に見抜けず、その戦略に乗せられてしまったのです。

その結果、日本の食卓のファストフード化が進み、肥満や生活習慣病など、食に起因する病気も増えました。

そこで浮かび上がってくるのが、食のドラッグ化にほかなりません。

ファストフードが普及することで、ドラッグフード化が進み、過剰な快感が生み出されることで、「やめられない、止まらない」依存性、すなわちドラッグ化が生まれました。

かくして、日本人の食卓は破壊されていったのです。

第4章

栄養学は食の工業化をもたらした

工業製品を食べるようになった日本人

前章で、戦後、日本人の食生活の欧米化が進められつつも、実際にはそうはならなかったという話をしました。

では、どうなったのか？　私は欧米化ではなくファストフード化と呼びましたが、その実態は「工業化」という表現が正しいかもしれません。わかりやすく言えば、**工業製品を食べるようになった**のです。

たとえば、サンマを焼いて食べる場合、サンマに含まれている栄養素などは調整できませんが、つみれに加工すれば何でも入れられるでしょう。これが、私の言う工業化の第一歩です。

戦後の経済成長によって工業化が飛躍的に進みましたが、その波は家庭の食卓にも及んでいったと考えたらいいでしょう。

次ページの図4の①は我が家の食事になりますが、この中ですぐに材料がわからないのは、味噌汁の味噌くらいです。

一方、②はホテルの朝食ですが、原材料がパッとわかるものはおそらく卵くらいでしょう。

工業化によって起こることのひとつが、加工技術によって、このように原材料の内容や形がわからないものになってしまうということです。食の欧米化という言葉も間違っていませんが、「食べ物が工業製品に変わった」ととらえたほうが実態に近いでしょう。

私は、こうした工業化が進んだ原因には米の消費の急激な落ち込みが関わっていると感じています。

日本人の主食はかつてはとてもシンプルだったわけですが、工業化が進むことで表示する原材料がどんどん増えていきました。

図4　我が家の食卓とホテルの朝食の比較

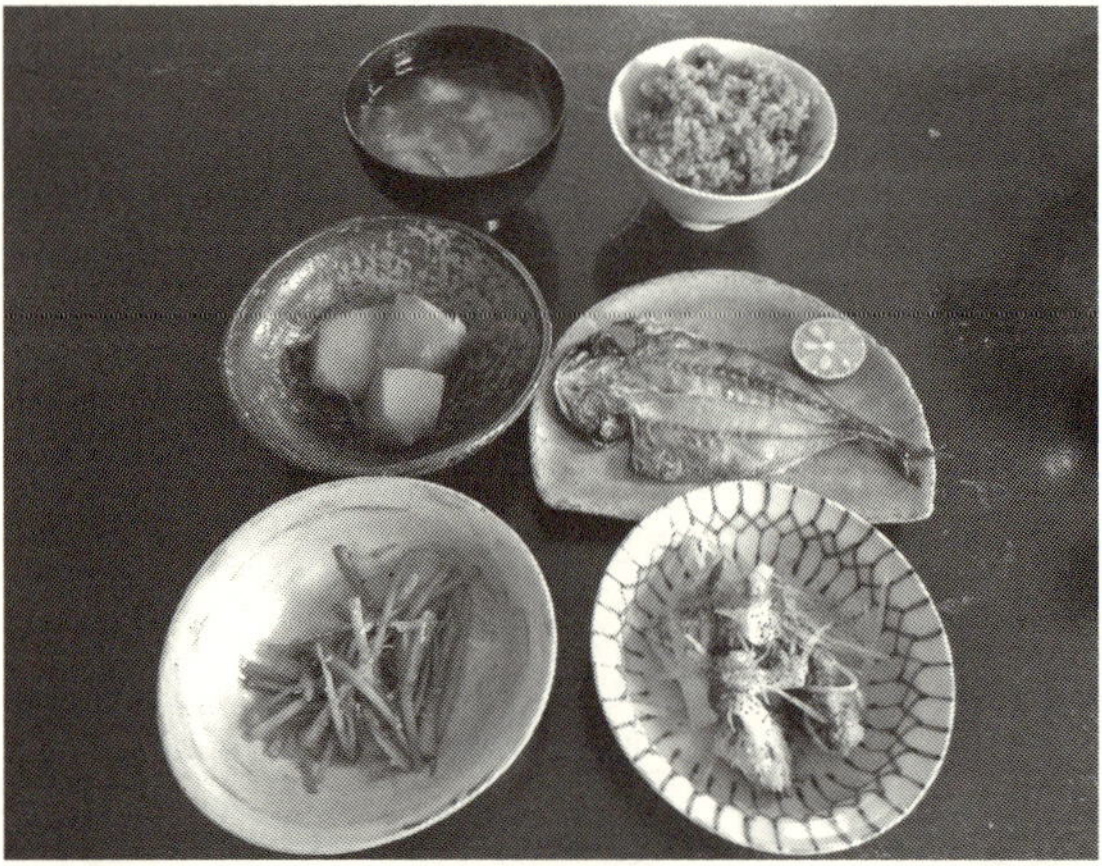

①我が家の食卓　「原材料」の色や形がわかる

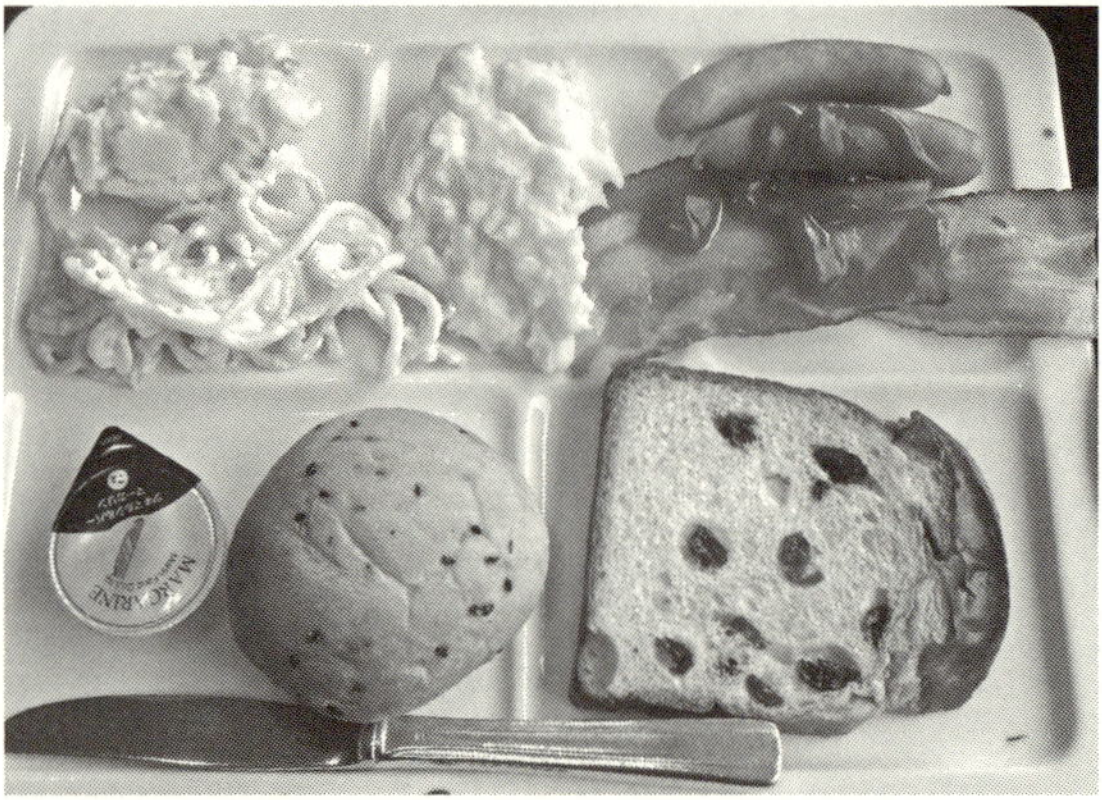

②ホテルの朝食　「原材料」の色や形がわかるものはほとんどない

たとえば、米はどんなに高かろうが安かろうが、原材料は「米」でしかありません。原材料表示にはコシヒカリのような品種名、生産地が書かれてありますが、実質的には「米」の1文字だけでしょう。

これに対して、うどんは「小麦粉・食塩」と表示されます。半生タイプの場合、保存が難しいため添加物が入ってくる場合もありますが、乾麺にしてしまえば小麦粉と食塩だけでつくれます。

これに対して、食パンやロールパン、デニッシュなどのパン類は、どれも工場でつくられたものばかりです。原材料表示を確認すると、びっくりするくらいカタカナが並んでいることがわかるでしょう。

ご飯を食べてさえいれば、こうしたことは起こらなかったはずです。

工業製品へと変貌していったパン

工業化の影響を最も受け、変形していったものが小麦粉を使ったパンです。

私は一番原始的なパンを、偶然シルクロードの新疆《しんきょう》ウイグル自治区で食べたことがあります。

無発酵・無糖・無油脂……要するに、小麦粉と水だけでつくられているパンで、つくり方は小麦粉と水で練って団子にし、薪をくべたかまどの中に平たく張りつけて焼くだけというもの。

インド料理の店にはかまどがあって、同じような形のナンを焼きますが、イーストや砂糖を使っていますからフワフワで食べやすいでしょう。それに対して、ウイグルのパンは時間を置くと硬くてカチカチになります。

この硬いパンの上に汁物のおかずを乗せ、軟らかくして食べていますから、どちらかと言うと「皿」の役割に近いかもしれません。もともとパンはそういうものだったんだと思いました。

こうした原始的なパンが変化したのは、イーストや酵母が登場して以降ですが、その最初はきっと偶然だったでしょう。

誰かが丸めた小麦粉に干しぶどうを入れて、暖かい日に置いておいたら、いつの間にか大きく膨らんでいた。「これは何だ！」と驚いて捨てられたかもしれませんが、それを焼いて食べた人もいた。すると、いつも食べているものよりもフワフワで美味しい……。

ただ、1600年代まで顕微鏡はありませんでしたから、酵母やイースト菌のような微生物の働きで炭酸ガスが発生し、小麦粉の生地が膨らんだなどということは誰もわかりません。

何となく不気味なのでおまじないをして食べるようになった……パンに十字の切

れ目を入れるのは、キリスト教の十字架を意味しているのではないか、と私などは想像するのです。

いまのパン屋さんはただ習慣でやっているだけでしょうが……。

パンの工業化を進めた輸入小麦粉

話が逸れてしまいましたが、この段階では原材料も限られていますし、まだ工業化とは言えません。

こうした伝統的なパンが工業製品に変わっていったのは、戦後、輸入小麦粉が大量に入ってきて以降のことです。

輸入小麦粉はグルテンというタンパク質の量がとても多いことで知られます。

グルテンが多い小麦粉の特徴は、水で練ると弾力性、粘りが出やすくなるため、伸ばしたり引っ張ったりといろいろな形に形成しやすく、加工に向いているという点にあります。

また、口当たりもふわっと仕上がり、しかも価格がとても安いため、いまや国内のシェアは国産小麦粉の14パーセントに対し、輸入小麦粉が86パーセントを占めるようになりました。

国産小麦粉のほとんどがうどんなどの麺、和菓子などに使用されていますが、グルテンが少なくふわっと仕上がらないため、パンに関してはわずか9パーセントしかありません。

参考までに、輸入小麦の値段がどう決まるのか、ご説明しましょう。

まず、アメリカ・カナダ・オーストラリアなどから輸入された小麦粉は、農水省がいったんすべて買い上げます。

たとえば、2017年の輸入小麦粉の値段は売り渡し価格が1キロ約50円です。

本当は1キロ10～20円で輸入されてきていますが、そのまま売ると国産小麦粉を使う人がいなくなってしまうため価格調整しているわけですが、それでも1キロが50円です。

輸入小麦粉のシェアが広がっていったのは無理もありません。

口当たりがよくて、安いなら、それは当然ではないかと思うかもしれませんが、この扱いやすさがパンの工業化を生み出しました。結果的に米の消費を減らすことにもつながったでしょう。

また、後述しますが、パンがお菓子に変わる素地がつくられました。日本の食文化がどんどん破壊されていったのです。

パン屋なのか、洋菓子屋なのか？

100ページの図5に挙げた食パンの原材料表示をご覧になってください。

かつてのパンは小麦粉と塩、それに酵母やイーストだけでつくられていましたが、糖類やマーガリン、脱脂粉乳、植物油脂、乳化剤などいろいろなものが含まれているのがわかるでしょう。

とりわけ問題になるのが、砂糖（糖類）の使用です。

パンに砂糖を入れる理由としてまず思い浮かぶのは「甘味が加わって美味しくなる」ということですが、それ以上に重要なのは、「砂糖をたくさん入れると硬くなりにくくなる」という点でしょう。

私が子供の頃のコッペパンは3～4日も置いておくとカチカチになっていましたが、砂糖の入ったいまのパンは何日置いても硬くなりません。当然、ふわっとした食感も維持できるでしょう。

また、砂糖を入れると焼き色がつきやすいという利点もあります。

メイラード反応と呼ばれていますが、早く焼き色がつくため燃料代が安くすむわけです。大量につくる場合、これも馬鹿になりません。

図5　パンの原材料表示

食パン

名称	食パン
原材料名	小麦粉・**糖類**・**マーガリン**・パン酵母・食塩・脱脂粉乳・発酵種・**植物油脂**・乳化剤・イーストフード・V.C・(原材料の一部に大豆を含む)

菓子パン

名称	菓子パン　レモン風味のカスタードデニッシュ
原材料名	フラワーペースト、小麦粉、マーガリン、砂糖、卵、パン酵母、レモン果汁、食塩、水飴、麦芽エキス、グリシン、糊料(加工澱粉、増粘多糖類)、加工澱粉、香料、pH調整剤、カロチノイド色素、酸味料、ビタミンC、乳酸Ca、(原材料の一部に乳成分、大豆を含む)

調理パン

名称	調理パン
原材料名	パン、卵サラダ、ポークハム、ツナチャンク、マヨネーズ、レタス、玉ねぎ、チーズ、きゅうり、ポテト(ばれいしょ、油脂加工品、乳等を主要原料とする食品、その他)、分離液状ドレッシング、なたね油、食塩、加工デンプン、調味料(有機酸等)、増粘剤(加工デンプン、増粘多糖類)、グリシン、酢酸Na、乳化剤、pH調整剤、リン酸塩(Na)、カゼインNa、酸化防止剤(V.C)イーストフード、酵素、着色料(カロチノイド、コチニール、カラメル)発色剤(亜硝酸Na)、香辛料、V.C、酸味料、(原材料の一部にごま、大豆、鶏肉、りんご、ゼラチンを含む)

いずれにせよ、輸入小麦に砂糖を入れ、舌触りを良くしていくことを追求していくことで、パンはどんどん美味しくなりました。

ただ、その美味しさはお菓子の美味しさと変わりありません。

パンはだんだんお菓子に近くなり、クリームやバターが加わることで、さらにお菓子に近づいていきました。

実際、パン屋に行っても、洋菓子屋なのかパン屋なのかわからなくなっていませんか？　洋菓子化したほうが売れるのですから当然で、この先、純粋なパン屋さんはなくなっていくでしょう。

稀に間食としていただく分には構いませんが、こうしたパンがいまではご飯の代わりに食べられているのです。

お菓子が主食になったと言っても間違いないでしょう。恐ろしい時代になったものだとつくづく感じてしまいます。

原材料表示の文字数がチェックポイント

私が恐ろしい時代になったと言ったのは、**工業化によって食べ物が食べ物とは言えない何かに変わっていった**からです。

先ほどの米やうどんの原材料表示を思い出してください。

原材料を文字数に換算してもほんの数文字だったはずですが、菓子パンになったら一気に20～30文字に増えます。

サンドイッチや焼きそばパンなどの調理パンになったら、その30文字もゆうに超えてしまうでしょう。

正確に言えば、本当は100文字以上になっているはずです。

キャリーオーバーという言葉をご存じでしょうか？　たとえば、サンドイッチの材料にポークハムと書いてあった場合、ポークハムにも肉以外にたくさんの添加物などが入っているわけです。

ただ、そこまで書いていてはスペースが足りないため、ハムをつくった時の原材料は省略し、表示しなくていいことになっています。だから、**日本の原材料表示では、その食べ物の素顔は見えない**のです。

いま、スーパーなどに足を運ぶと、クロワッサン、マフィン、パンケーキなど、小麦粉を使った食品がいくらでもあるでしょう。

こうした食品の原材料表示を見ると、どれもすごい文字数だと思います。

たとえば、最近ではグラノーラのようなシリアルを毎朝とっている人が多いですが、こちらも原材料を見るとすごい文字数です。

また、インスタントラーメンも好きな人が多いと思いますが、こちらも通常の麺とは大きくかけ離れています。

原材料表示を見ると、「油揚げめん」と書いてありますね。そう、インスタントラーメンは小麦粉の麺を油で揚げているわけです。

小麦粉の麺を揚げると細かい穴がたくさん開き、お湯を入れて3分でできあがるくらい火が通りやすくなります。

これは日清食品の創業者である安藤百福《あんどうももふく》氏が発明したものですが、彼は特許を取らなかったため、さまざまなメーカーが追随し、世界中がインスタントラーメンだらけになりました。

最近では、カロリーメイトのような「栄養補助食品」を食事代わりにとる人も増えているようです。

栄養があると思って食べているのかもしれませんが、原材料表示を見ればわかるように、これはお菓子です。ご飯の代わりになると本気で思っている人はどれほどいるのでしょうか？

「食の工業化」の3つの問題点

こうした工業製品は、単に添加物が多いだけではなく、私たちの食生活そのものにさまざまな影響を及ぼします。ここでは、とりわけ影響の大きい次の3点に絞って解説しましょう。

①マヨケソ（マヨネーズ・ケチャップ・ソース）の使用が増える。
②砂糖が大量に入った清涼飲料水の摂取が増える。
③ご飯を主食にした場合に比べ、おかずの選択肢が少なくなる。

輸入小麦粉を使った主食は、パン、パスタ、ピザなどのカタカナ食が中心になりますが、これらの食品には「マヨケソ」がよく合います。ただ、原材料表示を見ると、どれもかなりの文字数でしょう。

たとえばマヨネーズは油と砂糖と味の素の混合です。それをかけているわけですから、もはや元の食品を食べているとは言えません。

ケチャップにも、こぼすとテーブルがベタベタするほど砂糖が入っています。ソースについては、ウスターソースは野菜・果物が砂糖より先に書かれていますが、関西ではソースが甘くなり、砂糖の量がぐんと増えます。

それぞれ味は違いますが、結局は**砂糖をかけているのと同じ**なのです。子供がソース焼きそばやたこ焼き、お好み焼きを好むのも、マヨケソをたくさん使って甘くしているからでしょう。

こうして見ていくとわかりますが、**カタカナ主食が増えていくと調味料も「油」と「砂糖」が中心になる**ということです。仮に栄養成分が同じであっても過剰になる、それがとても恐ろしいのです。

②の清涼飲料水の摂取が増えるのも、カタカナ食が関わっています。

なぜなら、ドーナツを食べながら味噌汁を食べる人はいません。大人ならコーヒーを飲むかもしれませんが、子供は清涼飲料水を一緒に飲んで、また砂糖の摂取が増えるでしょう。

ファストフードでも、ハンバーガーだけで水を飲む人はいません。ジュースを飲んだら、そこでも砂糖の摂取が増えます。

歯科医の先生のなかには「砂糖は1日何グラム」と指導をしている方がいるようですが、冗談ではありません。そこらじゅう砂糖だらけなのですから、計算なんてしても何の意味もないのです。

また、③に挙げたように、カタカナ主食はおかずの選択も難しくなります。何も考えずに食べていると、油の摂取量がどんどん増えてしまうからです。

試しにファストフードの店やイタリアンレストランに行って、油を使っていないおかずを探してみてください。もしかしたら、ほとんどすべてのメニューに油が使われているかもしれません。

なぜ油が増えるのか？　考えてほしいのは食べ物に含まれる水分量です。

ご飯やうどんは水分量が6～7割で、私たちの体の水分量とほぼ同じですが、パンはわずか3割です。そのため、パンをそのまま食べると唾液が吸われてパサパサと感じてしまいます。

そうしたパサパサ感をなくすには、口の中を油でコーティングしないとなりません。パンにホウレンソウのおひたしを食べたら喉に詰まりますから、ホウレンソウのバター炒めにするのです。

パンにはフライパン料理が似合う、ということでしょう。

砂糖と油で味覚を満足させているだけ

野菜をとる場合でも、サラダにはマヨネーズやドレッシングが、炒め物や揚げ物には油が必要になります。

魚にしても、パンと一緒にとれるのは白身魚くらいでしょう。その場合も、塩焼きではなくムニエルやフライのほうが似合います。サンマや鯖の味噌煮を一緒に食べる人はいないはずです。

結局は砂糖と油で味覚を満足させる……こんな食事を朝・昼・晩と食べる国にいつの間にか変わってしまいました。

もともと食べていたものを否定し、栄養教育を広めていくことで、日本人は健康になるどころか、糖尿病などの生活習慣病や肥満に蝕まれる人がどんどん増えていきました。

自分は健康だと思っている人も、決して他人事ではありません。

工業化の先にあるのが食品のドラッグ化だからです。ドラッグは常習性、依存性をうながしますが、それは食品にも当てはまります。いまや日本人の食事は、依存症と紙一重のところにあるのです。

第5章

食のドラッグ化はどこまで進むのか？

仕組まれたスイーツのドラッグ化

さて、日本の食の工業化が進むなかで、食品メーカーは**美味しい食べ物の持つ快楽性を増長させる**ことを考え出しました。

そうやってヘビーユーザーを増やせれば売り上げが上がりますから、その傾向はいまもどんどんと高まっています。

快楽性を増長させるということは、食事がドラッグ化したということです。

ドラッグ化は依存を起こし、食べ物が「やめたくてもやめられない」麻薬と同じようなものに変わっていきます。

デイミアン・トンプソンという英国のジャーナリストが書いた『依存性ビジネス～「廃人」製造社会の真実』（ダイヤモンド社刊　中里京子訳）という本に、こんな一節があります。


21世紀になったからといって、輝かしい未来は訪れなかった。

私たちの毎日は、相変わらずストレスにまみれているし、社会は不確かさを増しつづけている。

そんな不安と戦い、何とか自らの感情をコントロールしようともがく私たちの耳元で、ささやく声がある。

「こっちに来て、これを使ってごらん。すぐに気分がよくなるよ」

それは、いまお手持ちのiPhoneに届いた、フェイスブックやゲームアプリ「アングリーバード」からの新着通知かもしれない。

または、魅力的な写真で誘惑する、スタバの「フラペチーノ」や次々ブームが生まれるスイーツの看板かもしれない。

さらには、いつでもどこでも安く手に入るお酒のテレビCMや、安全なハーブだよ、と「危険ドラッグ」に誘うネットの書き込みかもしれない。

そう、いつの間にか、私たちの毎日は**「すぐに気分をよくしてくれるモノ」**であふれかえり、ますますそうしたモノに依存するよう促されているのだ。

そうしたモノが快感をもたらすメカニズムは、ＭＤＭＡやヘロインなどのいわゆる依存物質がもたらすものと同質だと気づかずに。

依存性ビジネスというと、右にも挙げられているようにスマートフォンのことがよく取り上げられます。

電車に乗っても、歩きながらでも見ずにはいられない状態をつくりだし、依存性ビジネスを成功させた完璧なモデルだと言われていますが、それとまったく同じ成功モデルが食べ物にも当てはまります。

その筆頭がスイーツであり、スナック菓子、ファストフードでしょう。体への影響を考えた場合、むしろ食べ物のほうが深刻かもしれません。それくらい恐ろしいことが現実に進行しています。

脳の快楽中枢を砂糖で刺激する

たとえば、ニューヨーク・タイムズの記者であるマイケル・モスが書いた『フードトラップ〜食品に仕掛けられた至福の罠』（日経BP社刊　本間徳子訳）という本にすごい事例が出てきます。

まず、ある製造メーカーが清涼飲料水を開発するとしましょう。

その中に砂糖が山ほど入っていても、それで美味しくなるとは限りません。どうするかというと、使用する量を30パターンくらいに分けて摂取する子供の脳を調べるというのです。

子供の脳の快楽中枢がどの量で反応するのか？　そうやってピタッとハマるものを意図的につくっているわけです。

そんなものを食べさせられたら、もう抜け出すことはできません。実際、ヘビーユーザーはどんどん増えていきます。経済の原理からすれば当然のことかもしれませんが、その結果、体のほうはどうなるのか？

動物の話になりますが、次の記事をご覧になってください。

大阪・堺市にある大浜公園で11日、太り過ぎて地面に付くほど垂れ下がった腹を持つサルたちが、餌をほお張る姿が見られた。
サル島にいるアカゲザルたちは肥満が進み、同公園では2007年6月以来、餌の量を1日当り10キロから2キロに減らし、サルたちの減量に取り組んでいる。また、公園職員によると、来園者による餌の投げ入れを防止するため、フェンスを設置することも計画しているという。

（大阪　２００８年5月11日　ロイター）

快楽中枢が刺激されれば、サルもヘビーユーザーになってしまうということですが、ポイントは公園であるということです。

動物園には飼育係がいますからエサの内容も量も管理されていますが、公園のサル山では訪れる人が勝手にエサをあげてしまいます。

そのエサもバナナくらいなら、いくらサルでも何本も食べられませんが、バナナケーキになると止まらなくなります。油と砂糖を使っているため、依存性がうながされるのです。

ちなみに太ってしまうのはボス猿です。ボスが一番食べるに決まっていますから、それはひと目でわかります。

白砂糖が危険である本当の理由

それにしてもバナナケーキだとなぜやめられなくなってしまうのか？　原因のひとつである砂糖に着目してみましょう。

砂糖には白砂糖と黒砂糖がありますが、ここで問題になるのは白砂糖です。精製することによって真っ白になるわけですが、精製した小麦粉も含め、真っ白なものはだいたいが危ないのです。

まず、次ページの図6をご覧になってください。

私たちは、炭水化物（糖質）を穀類・イモ類などの農産物でとってきましたが、図にあるように糖質の含有量は**2〜3割程度。ご飯を何杯食べてもしょせんは6〜7割が水分なのです。**

図6　食品の糖質の含有量

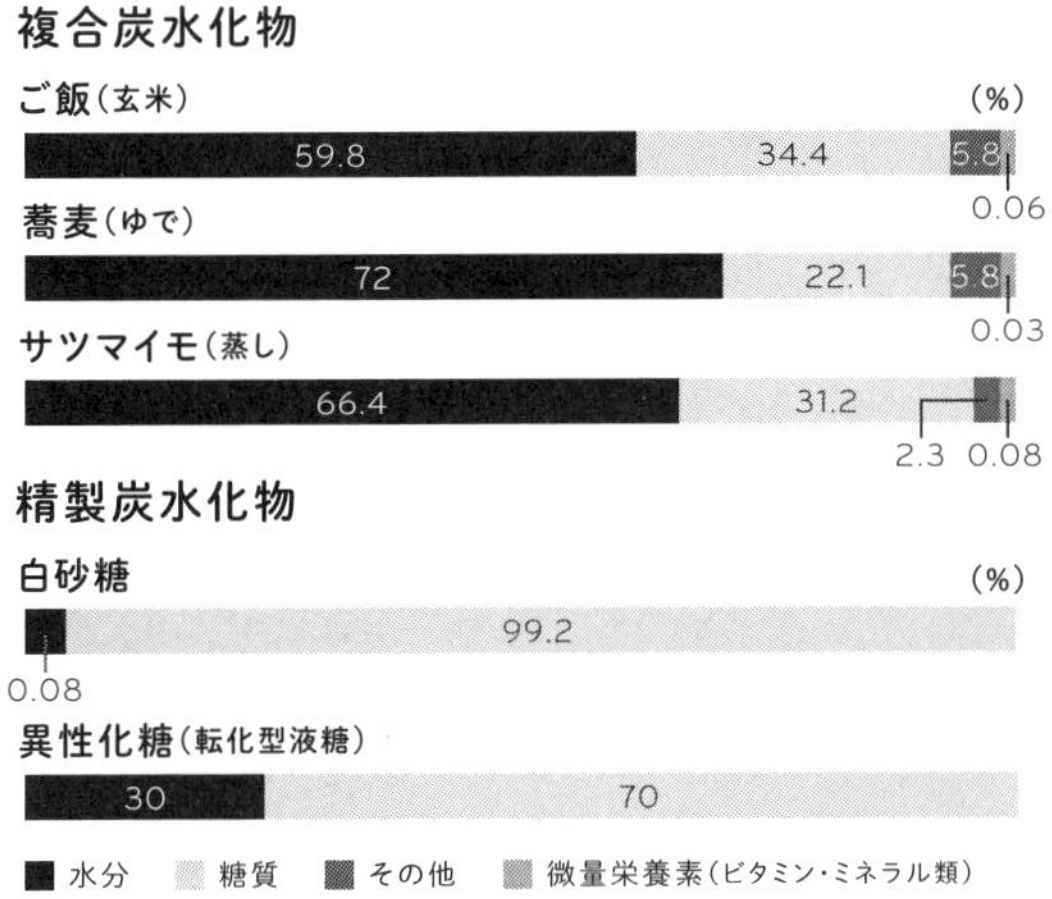

ご飯は玄米の量が記載されていますが、精製して白米にするとビタミン、ミネラル、食物繊維などの微量栄養素は少なくなるものの、糖質の含有量自体はわずかに増える程度です。

小麦粉を原料にしたうどんやパスタについても、糖質の割合という点では水分量のほうが圧倒的に多いのですが、**白砂糖になると100パーセントが糖質**になってしまいます。

主に清涼飲料水に使用される異性化糖（果糖ブドウ糖液糖、ブドウ糖果糖液糖）にしても、糖質の量はじつに7割です。残り3割は水分ですから、100%糖質といってもいいでしょう。

言うまでもありませんが、こういう食べ物は自然界にはありません。スイーツやスナック菓子にはそれが当たり前のように入っています。食品のなかにも多数紛れ込んでいます。清涼飲料水にいたっては、そのままとることになりますから、際限がありません。

ちなみに、黒砂糖から白砂糖に精製する時に黒い液体が出ますが、その液体から作られるのが醸造用アルコールです。

廃蜜糖《はいみっとう》というコールタール状の搾りかすですが、もったいないため、焼酎や日本酒などに使われています。香りはないのですがアルコールであり、しかも原価が安いので利用されているのでしょう。

また、廃蜜糖からつくられる有名なものがもうひとつあります。それがいわゆる「味の素」（うま味調味料）です。

サトウキビなどから糖分を搾り取ったあとの廃蜜糖から、主成分であるグルタミン酸ナトリウムが生成されます。

確かに植物からつくられていますが、間違っても健康的なイメージはありません。植物に含まれる糖は、ここまで工業化されているのです。

食用油は「工業製品」である

脂質についても、精製することで問題が生まれます。

たとえば、次ページの図7に示したように、クロマグロのトロ（脂身）と言っても、所詮は水分が5割なのです。

霜降りのサーロインステーキがとろけるような舌触りであっても、やはり半分は水分、脂質は2割台でしかありません。

図7　食品の脂質の含有量

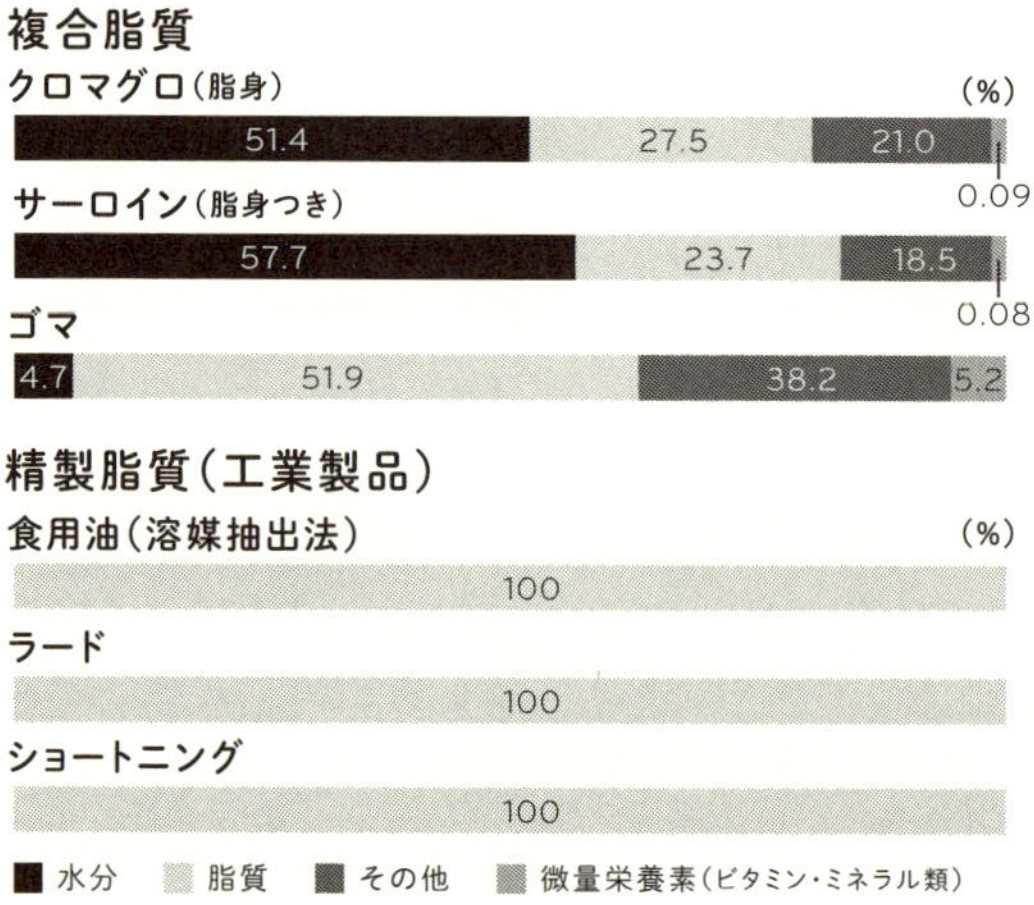

それに対し、ゴマは5割以上が脂質です。食用油の原料になるものは、当然ですが脂質の含有量は多くなります。

ただ、ゴマを調理に使ったとしてもたかがしれています。それが、食用油になったらどうでしょうか？

そう、**100パーセントが脂質**になるのです。ゴマ油も、オリーブ油も、菜種油も、ひまわり油も、サラダ油も、動物性のラード、ショートニングも、すべて100パーセント脂質です。

そんなものは自然界にありませんから、本当は食品と呼べるものではないのかもしれません。糖質100パーセントである白砂糖と同様、私たちはそれを当たり前のように口にしているのです。

正確に言うならば、従来の油は違っていました。ゴマを炒ったり蒸したりした後、ぎゅっと潰して油を絞る圧搾製法でつくっていたからです。

このやり方だとベタベタした油粕が残ります。これを肥料に使っていますが、いまはもっと複雑な工程を介し、薬品を使って、油粕が文字通りカスカスになるまで溶かし出します。そのため、現在販売されている油粕は昔のものとはまったく違っています。

繰り返しますが、**いまの油は工業製品なのです**。

高級な天ぷら屋さんは、昔ながらの圧搾製法の油を使っているため、天ぷらがカラッと揚がり、口当たりもいいのですが、スーパーで売っている一般的な食用油ではそうはいきません。

「家庭ではプロのようにカラッと揚げられない」「天ぷらや揚げ物がベタベタしてしまう」と感じている人も多いかもしれませんが、それは技術以上に油の違いが大きいわけです。

食べ物がドラッグになる3つの組み合わせ

ここで「最強の組み合わせ」が浮かび上がってきました。

人間が美味しく感じる味とは、100パーセントの糖質、脂質、精製アミノ酸、この3つだということです。

- 精製糖（白砂糖、異性化糖など）
- 精製脂質（食用油、マーガリン、ショートニングなど）

●精製アミノ酸（うま味調味料）

　ここに精製した穀類・イモ類が加わったら「最強」でしょう。いや、「最凶」と呼んだほうがいいかもしれません。

　たとえば、ポテトチップスを思い浮かべてください。

　ジャガイモを油で揚げて、砂糖やうま味調味料で味つけし、さらに食品添加物（着色料、香料）で色や香りをつけるわけです。

　スナック菓子の場合、イモ類のほかに穀類（輸入小麦粉、トウモロコシ）を使い、そこに油と砂糖、さまざまな添加物が加わります。

　要は、穀類・イモ類のカロリーでお腹を満たし、砂糖や油、うま味調味料で味つけをし、そこに色と香りをつける……こうしたすべてを満たしたものが、**「史上最凶の工業製品」**となるわけです。

　ここまでくると、常習性という点でタバコと変わらなくなってきます。一点、大きく違うのは、赤ちゃんはタバコを喫いませんが、スナック菓子は食べられるということです。

後述しますが、ここに看過できない大きな問題がひそんでいるのです。

「マイルドドラッグ」の大きな落とし穴

こうした工業製品が体にいかに「毒」であるか？　ここまでの話で実感できた人も多いかもしれません。

ただ、タバコにしてももともとは薬として利用されていました。その名残として、タバコを吸うことを「一服」と言います。いまはニコチンなどの成分の発がん性が指摘されていますが、喫煙率が減っても肺がんによる死亡率は増え続けているのが現状です。

がんの原因は複合していますし、罹患率の増加にはおそらく老化も関わっているでしょう。タバコだけを本当に悪者にしていいのか？　ここでは深入りしませんが、私が言いたいのは、使い方ひとつで**「毒は薬にもなり、薬は毒にもなる」**ということです。

嗜好品であればなおさらです。お茶やチョコレートもかつては薬として扱われていましたが、とりすぎればもちろん毒になります。現代人にとっては、毒の部分が際立っているということでしょう。

麻薬のような強い依存性を持ったドラッグを「ハードドラッグ」と呼んだ場合、私は酒やタバコ、コーヒー、お茶などは「ソフトドラッグ」、この章で取り上げてきたスナック菓子、スイーツ、清涼飲料水などは「マイルドドラッグ」にあたると考えています。

次のように整理するとわかりやすいかもしれません。

ハードドラッグ　覚せい剤、ＬＳＤ、モルヒネ、ヘロイン、大麻、コカイン
ソフトドラッグ　酒、タバコ、コーヒー、お茶、チョコレート
マイルドドラッグ　スナック菓子、清涼飲料水、スイーツ、パン、インスタントラーメン

ハードドラッグの中には、モルヒネのように麻酔に用いられるものもありますが、医療用以外は法律で禁じられています。

このハードドラッグに比べると、ソフトドラッグ、さらにマイルドドラッグと依存性は低くなっていきますが、だから安心とは限りません。その分、依存度が減るわけでは必ずしもないからです。

じつは見落とされやすい、とても大きな落とし穴があります。以下、この点について考えていきましょう。

糖質制限はいかにナンセンスか

糖質制限食をすすめる人たちは、スイーツやスナック菓子ばかりか、穀類やイモ類までも一緒くたにして「糖質が肥満や糖尿病の原因である」と言っていますが冗談ではありません。

世界中のほとんどの国が穀類・イモ類を食べてお腹を満たしてきましたが、マイルドドラッグが蔓延するようになったのはこの30〜40年ほど、歴史的に見ればほんのわずかな期間です。

この間に、穀類・イモ類に「砂糖・油・うま味調味料」がすべてくっつき、依存性が増してしまったから厄介なのです。その結果、増加していったのが肥満であり、糖尿病です。

同じ糖質でも米をとっていれば右の3つは合わせにくくなりますから、ご飯と味噌汁を増やせば依存性のリスクは減ります。それを血糖値が上がるという理由だけで排除してしまうのはナンセンスです。

もちろん、スナック菓子にも大きな問題があります。

たとえば、ポテトチップスに含まれる脂質の量は100グラムに換算すると約30パーセントですが、じつはこの割合のものを食べると「口の中でとろけて美味しい」と感じることがわかっています。

サーロインステーキも、輸入牛肉は20パーセントほどですが、和牛の霜降り肉は脂質の量が倍増します。

うなぎも、マグロのトロも20グラムくらいですが、どれも高価で、そうそう日常的には食べられません。

ところが、ポテトチップスなら100円程度です。

そう、**マイルドドラッグの怖さはこの安さなのです。**中毒性が低かったとしても、手軽に食べられ、しかも罰せられることもありません。しかも、大人も子供も自由に口にすることができます。

それゆえに「史上最強（最凶）」なのです。

よくぞここまでのものをつくったり！　と言うほかありません。

「ポテチ蕎麦」が当たり前になる時代

糖質が体に悪いなどと不勉強なことを言っている人が増えるなかで、私はマイルドドラッグの怖さにずっと警鐘を鳴らしてきました。

依存性が高いほど売り上げがあり、しかも違法ではないわけですから、メーカーは次々と開発していきます。

それは美味しさの追求とも言えますが、その美味しさに一度魅了されると、そこから抜け出すのは難しくなります。

たとえば、私が「いずれ発売される」と予言していたもののひとつに、「スナック菓子のふりかけ」があります。

実際、売り出されましたが、時代を先取りしすぎたのか、最近では見かけなくなりました。ただ、「美味しさ」だけでいえば最強の組み合わせですから、いずれブームになるかもしれません。

もうひとつ予言していたのが、「ポテチ蕎麦」です。

こちらは実際に大阪の立ち食いそば屋のメニューで見かけたので、仕事熱心な私は試しに食べてみました。

私の脳はさすがに受け付けませんでしたが、2〜3歳の子供にこのポテチ蕎麦とエビ天蕎麦を食べ比べさせたら、ほぼ100パーセント、「ポテチ蕎麦のほうが美味しい」と言うでしょう。

だって、「美味しく」感じるようにつくってあるわけですから……。

じつはこのお店には、「フライドポテト蕎麦」もあったのですが、両方注文して残すのもイヤでこちらを選びました。

ある人にこの話をしたら、「そのくらいで驚いているなんて遅れていますね。ポテトチップスは、お好み焼きにも焼きそばにもサラダにも入っていますよ」と言われてしまいました。

本来、ポテトチップスはおやつであり、コーラとポテトチップスが食事という人はごく稀だったはずですが、こうした事例を見聞きする限り、いまやそうとも言えないかもしれません。

依存症は子供の頃に始まっている

これからの日本がどうなっていくか、ここからは「いま沖縄で起こっていること」をたどりながら予言していきましょう。

私は沖縄にある「日本初のファストフードチェーン店」で食事をしたことがあるのですが、とにかくボリュームがありすぎ！　とても食べきれず同行した人に半分食べてもらいました。

そのボリュームにもびっくりしましたが、それ以上に衝撃的だったのは、この店の客層です。

店の扉を開けた瞬間、私は思わずめまいがしました。店内におじいさん、おばあさんしかいなかったからです。

1963年の開店といいますから、私が10歳だった頃です。

この当時、私の故郷の茨城ではハンバーガーを知っている人自体いなかったと思いますが、沖縄ではすでに食べていたわけです。それから50年くらい経ったお店で、当時子供だったおじいさんやおばあさんがアメリカンサイズのハンバーガーを食べていたのです。

おそらく、**急に食べはじめたわけではなく、若い頃から当たり前のように口にして、じわじわと依存症になっていった**のでしょう。

「ファストフードは若者が食べるものだ」と思っている人もいるかもしれませんが、それは大きな間違いです。**子供の頃から食べていたら、何歳であろうとそのまま食べ続けることになる**のです。

東京でも、この年代の人がお孫さんを連れてファストフード店で食事をしている光景をよく見かけます。

孫を喜ばせようと思って連れて行くのかもしれませんが、子供時代に食べはじめると依存は生涯にわたって続くでしょう。

事実、沖縄は本土よりも早いスピードでファストフード化しました。

その結果が、次ページの図8に挙げた「都道府県別の肥満率（男性）」「65歳以下の死亡率」に表れています。過去20年ほどの間に、肥満で短命の人が明らかに増えてしまったのです。

図8

都道府県別肥満率（男性） BMI25以上（2006〜2010年）

順位	都道府県	肥満率（%）
1	**沖縄**	**45.2**
2	宮崎	44.7
3	栃木	40.5
4	福島	40.3
5	徳島	40.1
6	宮城	39.5
7	岩手	38.7
8	北海道	38.5
9	青森	38.0
10	高知	37.6
……	………	……
47	山口	22.1

国民栄養調査

65歳以下の死亡率（2008年）

順位	男性		女性	
1	**沖縄**	**28.5%**	埼玉	14.7%
2	埼玉	23.9%	**沖縄**	**13.8%**
3	千葉	23.1%	神奈川	13.5%
…	…	…	…	…
45	山形	16.3%	山梨	7.8%
46	福井	16.0%	山形	7.4%
47	長野	15.8%	島根	7.0%

「沖縄の短命化」の次にあるもの

沖縄を何度も訪れたことのある私の印象でも、男性の半分は肥満です。肥満だけならまだいいのですが、前述したように「65歳以下の死亡率」、つまり65歳まで生きられない人の割合が約3割もいます。

残念ながら、全国1位です。女性も2位につけていますから、**「日本一短命な県」**に近づいていると言えるかもしれません。

沖縄はかつて「日本一長寿の県」と呼ばれ、いまでも90歳を超える長寿者はもちろんいますが、その多くは若い頃から芋と野菜の粗食で暮らしてきた人たちです。

そうした風土がありながら、戦後にアメリカの統治下になってしまったことで、食生活がアメリカに一気に近づき、数字にも表れるようになりました。

この激変ぶりは**「沖縄クライシス」**と呼ばれていますが、私はそれ以上に怖いことがこれから起こると感じています。

沖縄で刊行されている次の新聞記事をご覧になってください。

「肥満やメタボリックシンドローム（内臓脂肪症候群）が引き金になる2型糖尿病。通常、50代をピークに発症するが、県内は20代の発症が多い。南城市のデータでは、中学生の6人に1人が糖尿病予備群（境界型糖尿病）の状態になっていた。専門家は「今、手を打たなければ、さらに深刻な状況になる」と訴える」

（2015年3月22日刊「沖縄タイムス」より）

中学生の6人に1人が糖尿病予備群なんて、驚く人も多いでしょう。この記事には「本州とは患者の年齢層が明らかに違う」ともあります。確かにこんな新聞記事はそうは見ません。

なにせ沖縄では、子供が小学校に入学すると「車で送迎しないでください」と注意されます。普通、小学校は家の近くにあるはずですが、暑いのでそれでも車に頼ってしまうようなのです。

私の知り合いが結婚して沖縄に住みはじめた時、車の運転ができないから自転車を買い、スーパーへ買い物に行きました。その時に気づいたのは、「自転車に乗って来ている人がほとんどいない」ということだったそうです。

食事の問題はもちろん、車社会で運動不足になってしまうこと、それらが複合してクライシスが起こったのでしょう。

増加する肥満、糖尿病、そして乳がん

お気づきだと思いますが、これが日本の将来です。

肥満の割合が増え、高齢者の短命が指摘され、やがてその兆候が子供にも表れるようになる……「ドラッグ食」を食べていたら、やがて日本全体がそうなることを沖縄が教えてくれました。

ただ、私が恐れるのはそれだけではありません。

10年後に増えるのが肥満や糖尿病だとしたら、20年後に増えるのは間違いなく乳がんです。私がそれを20年以上前から予言してきましたが、すでにその通りになってきています。

次ページの図9の乳がん罹患率の国際比較をご覧になってください。

同じ日本人でも、ハワイやサンフランシスコに住んでいる日本人の乳がんはアメリカ人と同じくらい多いことがわかります。中国人も、アメリカに移住すると明らかに増加しているでしょう。

そこに食生活の変化が関わっていることは明らかですが、乳がんに関しては、私は日常のストレスも深く関わっていると感じます。

図9　乳がん罹患率の国際比較

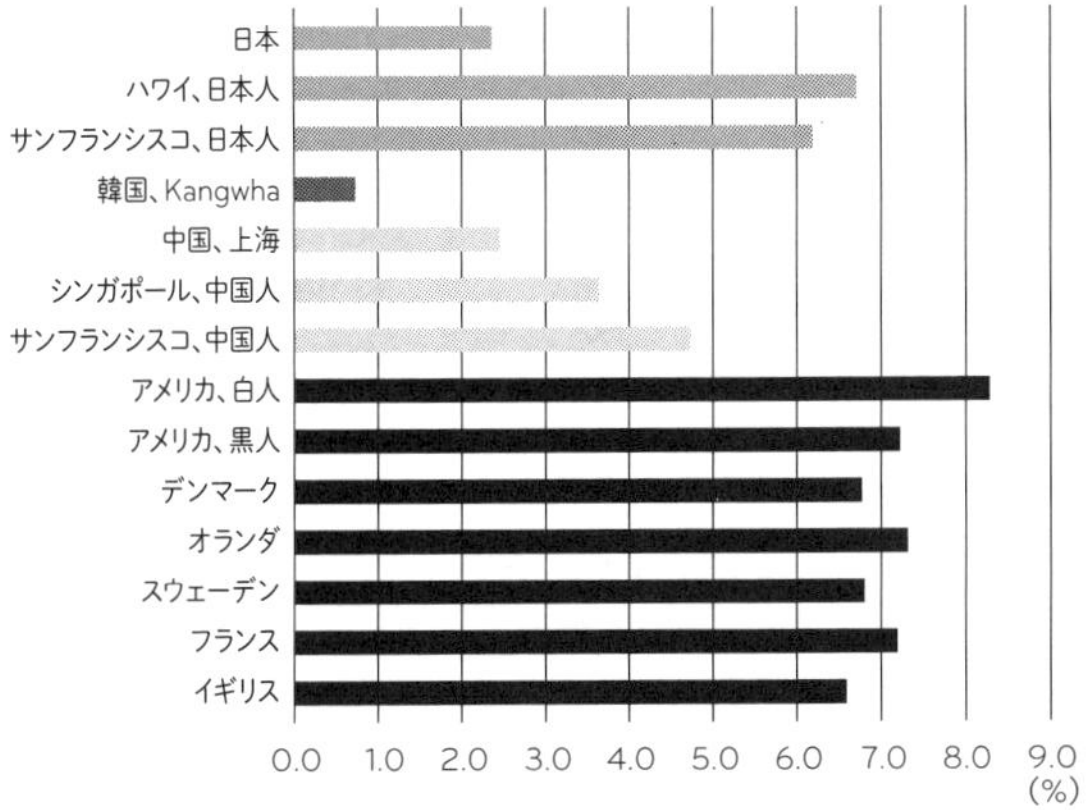

5大陸のがん罹患IV(Parkin et al.1997)

興味のある人は、産婦人科のホームページを調べてみてください。多くの医療機関で「低用量ピル」が避妊ではなく、「ライフスタイルを爽やかにする」ためにすすめられていることに気づくはずです。

要するに、ピルがないと日常生活を「爽やかに」営めない女性がものすごく増えているのです。

あまり大きな話題にならないのは、生死に関わることではないからかもしれません。しかし、「ピルを飲みながら体調を保っている」「薬を飲まないと体調管理できない」というのはかなり深刻です。

ドラッグ食の背景にあるのが、ドラッグに頼らざるをえないその人のライフスタイル、ストレスということでしょう。

日常の不安や疲れを少しでも癒し、元気を取り戻そうとドラッグに走り、依存性が増し、体が蝕まれていっているのです。

肥満はいまや深刻な国際問題

子供の時代から続いていて、気がついても止められない以上、ドラッグ食は酒やタバコと変わりありません。

ただ、依存性について認めることはメーカーにとって命とりです。

たとえば、アメリカの訴訟で、あるタバコメーカーは、何十年もかけて兆単位の賠償金を支払うことになりました。なぜそうなったというと、メーカー側が「タバコの依存性」を認めなかったからです。

認めない代わりに和解金を払うことで手を打ったため、いまでもアメリカでは「依存性がある」ということを裁判所は認めていません。認めてしまうことのほうが何兆円も支払うことよりリスクがあると判断したからだと思いますが、食事に関してはどうでしょうか？

私がドラック食について指摘するようになった時、方々から大げさだという批判がありました。しかし、依存性について明確な因果関係を認められなかったとしても、「論より証拠」になってきています。

2014年に発表された国連の報告書（テシューダー特別報告書）には、「健康でない食事はタバコより地球規模で大きな脅威になっている」と書かれています。

ファストフードはその代表と言えますが、「地球規模での脅威」という表現は、決して大げさとは言えません。

タバコの場合、赤ちゃんは関係ありませんが、ジャンクフードは赤ちゃんの頃から口にする機会があるからです。

事実、国連がこんな警告を発するようになった背景には、**世界中で肥満と糖尿病が蔓延している**という現実があります。

昨年の国際糖尿病学会の調査によれば、世界中の大人の11人に1人が糖尿病だと言われていますから、いまや国際問題です。

もはや課税するしか対策はない？

私は、2015年に刊行した『ドラッグ食～あなたを蝕む食依存と快楽』（春秋社）という著書のなかで、**「清涼飲料水に課税をしないと、もはやどうにもならない」**と指摘しました。

タバコも課税されているため、いまでは1箱500円近くもしますが、値段が高くなればそう簡単に買えなくなります。

どういう形であれ依存症の抑止につながりますから、砂糖も同じ扱いにすべきではないかと考えています。

ただ、「砂糖税にしたら絶対に失敗する」とも書いています。

なぜなら、スナック菓子やスイーツが対象になることはわかるとしても、佃煮は？　納豆のタレは？　練り製品は？　と課税の線引きがとても難しいからです。

対象を飲料水に絞ることで具体化できると思うのです。

なにしろ、飲料水はいくらでも飲めます。特に子供であればいくらでも飲んでしまうでしょう。それを防ぐだけでも、依存性は軽減され、将来的には数字にも反映されるかもしれません。

奇しくも先ほどの本を刊行して約1年後、2016年10月にWHO（世界保健機関）が「砂糖入り飲料水に課税しなさい」と勧告を出しました。

医学上、砂糖を酒、タバコと同列にできないことは承知していますが、裁判などをやっている暇があったら、肥満や糖尿病で苦しむ人を減らす具体策について検討していくべきです。

そのためには課税しかない（そこまでやらない限り防げない）ということが、少なくとも海外では真剣に受け止められつつあるのです。

日本はアメリカほど食生活がドラッグ化していませんから、すぐに議論は起きないかもしれませんが、沖縄の事例を見てもわかるように、後追いする形で実施される可能性は十分にあります。

マイルドドラッグは、文字通りマイルドに社会に浸透していきます。はっきり数字に表れるようになったら手遅れかもしれません。

もし10年以内に清涼飲料水への課税＝「ソーダ税」が実施されたら、私の予言が当たったということにしましょう。

当たったからといって、まったく嬉しい話ではありませんが……。

国を挙げて依存症を増やしてきた日本

ちなみに、こうした課税で成功したのがメキシコです。

メキシコは肥満率が世界でもトップクラスの国ですが、課税を導入して清涼飲料水の消費量が激減させることに成功しています。

その一方で、アメリカのカリフォルニア州バークレー市では、課税を導入したものの予期せぬ結果が表れました。

コーラが飲みたい人は我慢せず、車を使って課税していない隣の州まで買いに行くようになってしまったからです。しかも、遠くまで買いに行くのだからとケース買いするようになったそうです。

州単位、県単位で施行してもあまり意味がなかったという教訓が得られたことになりますが、要はそれくらい砂糖の依存性は高いということです。この点を直視し、知恵を絞っていくしかありません。

とりわけ日本は、**国を挙げて栄養改善運動を行い、ご飯を減らし、輸入小麦粉を増やし……何世代にもわたって続けてきた食生活を根こそぎ変えしまった結果がいまの現実である**ことを、まず認識するべきです。「欧米型の食事」の先にファストフードがあり、ドラッグ食があることは、ここまでお伝えしてきた通りなのですから……。

ここまで砂糖の話を中心に進めてきましたが、もちろん、油に関しても同じプロセスでドラッグ化していきました。

私自身の恥ずかしいエピソードとして、数年前に出演したテレビ番組で、黒毛和牛のハンバーグと安い牛肉に植物油を入れたハンバーグの食べ比べで、見事に間違ってしまったことがあります。

回転寿司のネギトロなども、マグロの赤身に油を加えて、高価なトロに近づけているでしょう。安い油であっても私たちは十分に美味しいと感じ、手頃さゆえにハマっていくのです。

次の章では、こうした食の末期状況からいかに抜けだせばいいのか、私なりの対処法をお伝えしたいと思います。

第6章

6つのポイントから栄養学の「常識」を破壊する

「おやつ」から「食事」へ広がるドラッグ化

食の工業化、ファストフード化、ドラッグ化に問題があることはわかりましたが、ではどう対処していけばいいのでしょうか？

菓子パンばかり、ジャンクフードばかりの食生活をご飯に切り替えるだけでも体調は良くなりますから、自分の思うやり方を実践するだけでも、健康状態は十分に回復させていけます。

ただ、問題となるのは、そこまでたどり着いていない人たちです。

人口比で言えば、おそらく日本人の大多数がこちらに該当するかもしれません。

その証拠に、5年前、10年前と比べて、食にまつわる問題がどんどん深刻になってきています。

たとえば、食の工業化、ドラッグ化について私が最初に指摘したのは、いまから10年近く前のことです。

著書で言えば、『夜中にチョコレートを食べる女性たち』（2009年、講談社刊）、『ポテチを異常に食べる人たち』（2010年、WAVE出版刊）が該当しますが、タイトルを見てわかるように、ドラッグ化の対象になったのは「おやつ」にすぎません。

それがいまでは、食生活そのものの問題になっています。

おやつと食事とでは、深刻さの度合いがかなり違ってきます。真面目に食の問題に取り組み、発信している人も少なからずいるにもかかわらず、なぜ思うように状況が変わらないのでしょうか？

私は、いろいろな食事法があって構わないと思っていますし、きちんと裏付けのあるものであれば、その指摘はほとんどが正しいと思っています。

ただ、**正しいにもかかわらず、現実を変える方向に働かないのは、発想の面で問題がある**のかもしれません。

そこには、第1章で取り上げた要素還元主義の問題があります。「木を見て森を見ず」になっているかもしれないのです。まず、この点について考えてみましょう。

体調が悪い原因は「たったひとつ」ではない

たとえば、「グルテンフリー」という言葉を聞いたことはないでしょうか？テニスの世界的プレイヤーであるノバク・ジョコビッチ選手が実践したことで注目され、著書に書かれていた「小麦粉製品をやめると健康になる」という考え方がずいぶん広まりました。

小麦に含まれるグルテンがアレルギーや生活習慣病を起こす原因であると指摘されているのは事実です。ですから、間違ったことを言っているわけではありませんし、なかには「グルテン断ち」して健康を取り戻した、体調が良くなったという人

もいるでしょう
ただ、それを絶対視して誰にもあてはめるのはどうでしょうか？

米や卵を食べてもアレルギーになる人はいますし、牛乳を飲むことで下痢になる人もいます。それらも事実ですが、だからといって、すべての人に当てはまるわけではありません。

グルテンフリーに限らず、すべては全体の一部にすぎません。

正しいことであっても全体から見れば部分的な指摘が多く、全体を俯瞰するような見方が欠けているため、せっかくの情報が混乱を起こす原因になっているように感じるのです。

最近ではあまり使われなくなりましたが、私が子供の頃、石炭ストーブがどの家庭にも普及していました。

石炭を燃料にして熱を起こすシンプルな仕組みですが、うまく燃やせないと不完全燃焼を起こしてしまいます。食べたものがうまく代謝できずエネルギーにならないことも、これと似ています。

こうした不完全燃焼の結果、引き起こされるのが肥満や生活習慣病、アレルギー、がんなどであるわけですが、その原因はいくつかの問題が複合しており、「たったひとつ」ではないはずです。

6つの原因が複合して病気が起こる

まず大前提として理解したいのは、「燃料（食べ物）が足りていなければエネルギーを生み出すこと自体できない」ということです。

燃料がエネルギーにならなければ、生存自体が危うくなります。

ファストフードばかり食べている不健康な国の人のほうが、食糧難にあえぐ貧しい国の人よりはるかに長生きできてしまうのは、こうした量的な問題が食べることの根底にあるからです。

いくら伝統食が大事だと言っても、食べられなければ何も始まりません。ただ、食べているのに病気になる、体調が悪いのだとしたら、燃料がうまく燃えていないということです。

私はその原因は、次の6つにあると考えています。

①摂取する栄養が間違っている。
②微量栄養素が不足している。
③腸内環境が整っていない。
④食べすぎと運動不足。
⑤添加物、抗生物質をとりすぎている。
⑥軟らかいものばかり食べている。

石炭ストーブに当てはめた場合、石炭ストーブに石油やガスを入れたり（①）、空気（酸素）が不足していたり（②）、煙突が詰まって汚れていたり（③）、燃料を入れすぎて空気が流れなかったり（④）、不純物を入れていたり（⑤）、石炭が粉になっていたり（⑥）……これらの原因が複合することで不完全燃焼が起こるということでしょう。

どれもストーブが燃えない（＝病気や体調不良が起こる）原因につながるわけですから、ひとつだけ改善してもちゃんと石炭が燃える（＝体調が回復し、元気になる）とは限りません。

たまたまうまく燃える場合もありますが、その方法が他のストーブの故障を治せるとは言えないわけです。

以下、①～⑥の原因についてもう少し踏み込んでみましょう。

同じ栄養素でも体への作用はまったく違う

①については、「ストーブに入れる燃料が間違っている→だから、ストーブが燃えない」ということです。

この戦後50〜60年の間に、日本人が摂取する熱量源（カロリー）にどんな変化があったか思い出してください。

これまで「米、雑穀、イモ類、豆類、魚介類、野菜など」の農産物でお腹を満たしてきたものが、いまでは「輸入小麦粉、油脂、砂糖、肉（食肉加工品）、牛乳（乳製品）」などの工業製品に大きく変化しました。

栄養学的には必要なカロリーさえ確保できれば、ストーブは燃える（＝エネルギーは燃焼できる）ことになっていますが、依存性が助長されるなど、現実にはさまざまな問題が生じます。

それと同様、「糖質」「脂質」「タンパク質」という3つの主要な栄養素に関しても、問われてくるのはその内容です。

糖質についていては、「穀類・イモ類＝複合炭水化物」と「砂糖・異性化糖＝精製炭水化物」では体への作用がまったく違うのは当たり前ですが、この理屈がわからない人がずいぶんいます。

いま、糖質制限食が流行っていますが、「血糖値が上がる」という理由だけで複合炭水化物も精製炭水化物と同一視し、すべてを排除しようなどという発想は、まったくもってナンセンスでしょう。

脂質も「魚介類や豆類＝複合脂質」と「植物油やマーガリン＝精製脂質」ではまったく違いますし、タンパク質も「豆、大豆製品、魚介類」と「肉（食肉加工品）、牛乳（乳製品）」は一緒にできません。

また、タンパク質についていては、摂取量はごくわずかですが、うま味調味料（アミノ酸）の影響も無視できないでしょう。

同じ栄養素であっても、同じようにエネルギーになるわけではありません。

三大栄養素というくくりで食品を評価すること自体が困難であり、食生活の実情にまったく合っていないのです。

工業製品を減らし、ご飯と味噌汁を増やす

私が言いたいのは、こうした栄養素の問題を抜きにして、②～⑥の項目を改善したところで意味はないということです。

たとえば「食の安全」にこだわる人がいますが、そもそもご飯と味噌汁を食べていれば、ほとんど無添加です。

ご飯は米なので添加物は含まれませんし、自宅でつくれば漬物も無添加です。味

噌もだし入り味噌汁でない限り、どんなものでも大豆、米、麦などでつくられますから、こちらも無添加です。

工業製品を減らしていけば最後は「ご飯と味噌汁」に落ち着くのです。無農薬であるか、栽培法、製造法はどうであるかなど、食品の質はそのうえで追求すればいいでしょう。

この点を理解せず安全性ばかり考え、ハムやソーセージは何を選ぶか、パンは、マーガリンやジャムはどうするのか……真面目に考えていったら、お金がいくらあっても足りません。

パンが多ければ味噌汁は減り、肉の摂取量が増え、油やマヨケソ（マヨネーズ・ケチャップ・ソース）を使う機会も増えていきます。②〜⑥についての知識がいくらあっても、断片的な情報が増えていくだけで食事の内容は思うように変えられないでしょう。

それらは全体のなかの「部分」でしかないのです。そこを勘違いしている人がずいぶんいるように思います。

こうした点をふまえ、以下の解説をご覧ください。

精製した食品の摂取を減らす

まず②についてですが、微量栄養素が不足しているということは、「ストーブの中の酸素が足りない」ということです。

キャンプなどで薪をくべる際、ただ積んだだけでは空気（酸素）が通らず、うまく燃えずくすぶってしまうでしょう。

食生活では、この酸素がビタミンやミネラルにあたります。これらの微量栄養素が不足していると、せっかく燃料（カロリー）を摂取しても消化できず、エネルギーに変わりにくいのです。

ただ注意したいのは、野菜や果物をせっせと食べたところで十分に補えるものではないということです。

ある食品メーカーがビジネスパーソンに「いまの食生活で10年後も健康であると思いますか？」と質問したところ、イエスと答えた人の96パーセントが実際には野菜不足だったといいます。

そのメーカーは「だから野菜ジュースをとりましょう」と商品の宣伝につなげていましたが、残念ながら、**野菜ジュースを飲んだところでビタミンやミネラルの補給にはほとんどなりません。**

微量栄養素の摂取不足は、精製された工業製品、つまり、ビタミンやミネラル、食物繊維などをまったく含んでいない砂糖、油、うま味調味料などへの依存が深く関わっているからです。

ビタミンやミネラルは、カロリー源と違って、不足したからといってただちに生死に関わるわけではありません。

そのため実感しにくいところがありますが　以前、ある母親が乳幼児用のポカリスエットをミルクに溶かして子供に与えたところ、栄養失調で亡くなってしまったという事件がありました。

きっとそのほうが「体にいい」と思ったのかもしれませんが、ポカリスエットには砂糖がたっぷり入っていますから、子供はそれだけでお腹を満たし、必要な栄養が補給できなかったのでしょう。

米にしても、小麦粉にしても、塩にしても……精製することで微量栄養素は失われますから、これと同じ問題を内包しています。

これまで精製糖質、精製脂質については触れてきましたが、塩もまた精製することでミネラルの大半が失われてしまいます。

昔は海岸に塩田をつくり、海水から塩を抽出していたため、ミネラル豊富なにがりが含まれていました。しかし、いま使われている食塩は工場で化学的に精製する、文字通りの工業製品です。

野菜ジュースをいくら飲もうが、野菜サラダを大量に食べようが、それだけで改善できる問題ではないのです。

穀類・イモ類の食物繊維で腸内環境を改善する

③の「腸内環境が整っていない」ということには、ストーブの煙突が詰まってうまく燃えない状態をイメージすればいいでしょう。

栄養学的に言えば、これは主に食物繊維の不足を意味します。

食物繊維にもさまざまな種類がありますが、ここでも大事なのは、主食である穀類・イモ類に含まれる食物繊維であって、野菜や海藻の影響はほとんどないと考えたほうがいいと思います。

なにしろ、女性雑誌を開くと「便秘」に関する記事ばかりです。

便秘を治そうと生野菜を山のように食べている女性もいると思いますが、それで改善されたという話はほとんど聞きません。

もちろん、野菜を食べることが悪いわけではありません。

食物繊維の補給という点では、あくまで主食の穀類・イモ類が重要なのです。飼い葉のようにせっせと生野菜を食べるくらいなら、主食を見直したほうがはるかに効果が期待できるでしょう。

これに関連して、ずいぶん昔になりますが、「ウルトラアイ」というＮＨＫの科学番組で、サツマイモだけで3日間過ごし、おならを採取し、成分を調べるという面白い実験が放送されていました。

興味深いことに、食物繊維をたっぷり摂取すると、おならの成分は二酸化炭素が多くなり、その分、臭いのもとになる硫黄が減ることで、ほとんど臭わなくなることがわかりました。

おならが臭いのは当たり前のことではなく、食物繊維の不足＝腸内環境の乱れを伝えるサインなのでしょう。

あくまで実験ですから真似はしないほうがいいですが、3日間、生野菜を食べ続けてもこうした変化はないでしょう。要は、パン、パスタなどの「カタカナ主食」が増えたことで食物繊維（＝腸内細菌のエサ）が減り、お腹の調子が整いにくくなったのです。

便秘という「部分」だけにとらわれず、食生活全体に目を向けると、腸の健康は整いやすくなるかもしれません。

脳を刺激する「砂糖・油・うま味調味料」に気をつける

④の「食べすぎと運動不足」は、ストーブに燃料を入れすぎた状態です。

燃料（カロリー）は入れれば入れるほど燃えるわけではなく、適量があるということです。この適量を見誤ってしまうと体は不完全燃焼を起こし、うまくエネルギーがつくれなくなります。

ただ、肉体労働の人とデスクワークの人で摂取カロリーの必要量が異なるように、適量は一人ひとりの生活状況によって変わってきます。

日常の運動に見合わない量の食事をとることが食べすぎにつながっていくわけですが、それ以上に気をつけたいのが、「穀類・イモ類」と「砂糖・油・うま味調味料」の組み合わせです。

意外に見落とされていることですが、砂糖も、油も、うま味調味料も、単独では大きなカロリーにはなりません。

なぜなら、これらを単独でとる人はいないからです。

たとえば、いくら甘いものが好きだからといって、砂糖だけを大量になめる人はいません。油だけをとる人はいないでしょうし、ましてうま味調味料は、使用するとしてもごく少量です。

そもそも、単独でとってもまったく美味しくはないでしょう。

まずカロリー源となる穀類やイモ類があって、糖質制限食をすすめる人などはこうした複合糖質の摂取すら制限しようとしますが、複合糖質だけで食べすぎにつながることはほとんどありません。

複合糖質に砂糖（**精製糖質**）**、油**（**精製脂質**）**、うま味調味料**（**精製タンパク質**）**が加わることで、美味しさを通り越した「快感」が脳を強く刺激し、過食につながっていく**のです。

ピンと来ない人は、食後のデザートを思い浮かべてください。

お腹いっぱいにご飯を食べた後、焼き芋は食べにくいと思いますが、砂糖が加わった芋羊羹は食べられるはずです。

クリームをさらに加えたスイートポテトであればなおさらです。おさつスナックならばもっと食べられるでしょう。そこには砂糖や油だけではなく、うま味調味料がたっぷり含まれているからです。スナック菓子の封を切ったら、最後までやめられないのはそのためです。

適量を超えてひたすら食べたくなり、食べすぎが慢性化するのです。

冷たい清涼飲料水・アイスクリームも要注意

食べすぎに拍車をかける要因として、清涼飲料水も無視できません。

砂糖を水分で補給することの恐ろしさはすでに述べてきましたが、冷たくして飲むことでその恐ろしさは倍加します。砂糖の入った飲料水は、冷やすことで甘さに飽きがこなくなるからです。

逆に体温に近くなると甘味が強く感じられるようになり、くどさが出てあまりたくさんは飲めなくなります。

以前、「ホットコーラ」なるものが販売されたことがありましたが、「コーラを温かくしたら、くどくて売れないだろう」と思っていたところ、案の定、すぐに見かけなくなりました。

アイスクリームにしても冷たいから美味しく、別腹でも入ります。熱くて溶けてしまったら、食べる気も失せてしまうでしょう。

冷やすことで口当たりが良くなり、平気で食べられますが、そこには相当な量の砂糖が使われています。飲料水であれば咀嚼する必要もないので、さらに摂取量が増え、過食が進むでしょう。

清涼飲料水に関しては、パンと一緒に食べられることが多いと思いますが、パンもあまり噛まないで飲み込んでしまうことができます。軟らかいものばかり口にするようになり、早食いにもなりやすく、こちらも食べすぎ、消化不良につながっていきます。

肉類の「添加物、抗生物質」には特に注意する

⑤の「添加物、抗生物質をとりすぎ」については、ストーブに不純物が入ってしまった状態といえます。

ストーブにビニールを間違って入れてしまっても、石炭がうまく燃えずに、不完全燃焼が起こりますね。異臭もすごくなります。

具体的には「農薬、ポストハーベスト農薬」「食品添加物」「ホルモン剤」「抗生物質」「合成洗剤」などが該当します。遺伝子組み換え食品や放射性物質も加えていいかもしれません。

これらの、化学物質は主食の工業化に不可欠なものばかりです。

体にどこまで影響があるかわかっていないところもありますが、そもそもご飯を

食べていれば必要にすらなりません。カタカナ食、輸入食品、加工食品が広まることでこれらが増えていったのです。

こうした工業化の過程で、中国産の冷凍餃子に殺虫剤が混入された「毒入り餃子事件」のような問題も起こりました。

中国産の食品の安全性が問われることも少なくありませんが、食生活を外国に頼っている以上、責められたものではありません。

また、カタカナ主食が増えると、肉類はもちろん、ハムやソーセージなど畜産の製品が増えていきますが、農林水産省が調べた家畜の罹患率によると、**牛の64パーセント、豚の60パーセントが病気にかかっている**と言われています。

家畜は流通させるためには食肉検査を通す必要がありますが、この検査で病気が引っかかる牛が6割もいるのです。

こうした病気も問題ですが、次ページの図10に挙げた飼料に使われる抗生物質の製造量をご覧ください。

図10　飼料に使われている抗生物質の製造量

（独）肥飼料検査所

種類		製造量（純末トン2001年度）	
		合計	主な用途
抗生物質	アミノグリコシド系	4.0	豚
	ポリペプタイド系	30.8	牛、豚、鶏
	テトラサイクリン系	8.1	牛、豚、鶏
	ストレプトグラミン系	2.2	豚、鶏
	マクロライド系	2.0	豚、鶏
	ポリエーテル系	107.8	牛、鶏
	その他	20.4	豚、鶏
合成抗菌剤		58.0	豚、鶏

合成抗菌剤については2001年の販売量（（社）科学飼料協会）

びっくりすると思いますが、いずれもトン単位と膨大で、しかも他の国では禁止になっている抗生物質がかなり使われています。

病気予防のためと言いながら、実際には家畜の体重を増やすために使っていることも問題でしょう。

家畜は基本的に重さで価格が決まってきますから、エサ代をかけずに早く成長させ、体重を増やしたほうが、当然もうかります。

逆に成長に時間がかかったら、その分エサ代がかかりますし、運動させるとさらにエサが必要になるため、運動をさせず、抗生物質を使って成長をうながすことが一般化しているのです。

抗生物質の家畜への使用は、欧米（ＥＵ）では禁止されていますが、日米ではまだ認められています。しかも、食肉加工品の原材料表示をチェックすると食品添加物のオンパレードです。

日本のような蒸し暑い国では、加工品に添加物の使用は避けられません。無添加だと腐りやすく、流通が難しくなりますから……。要は、欧米型を意識し、ハムやソーセージを食べる習慣を根づかせたことで、安全性の問題がついてまわるようになったのです。

「安全な食品」にこだわりすぎない

もうひとつ、意外に認識されていない問題として、安全な食品を流通させる団体の活動があります。

安全な農産物を生産する生産者、食品メーカーのためにも、こうした活動はとても大切ですが、それらの団体は**「食品」には関心があっても「食生活」への関心はきわめて低い**のが現状です。

むしろ、関心がないと言ってもいいかもしれません。

なぜかというと、食の安全を啓蒙することに熱心であっても、結局は「無添加の食品を売る」ことにつなげてしまうからです。

たとえば、いまのパンは添加物だらけだと問題提起し、そのうえで「無添加のパンを食べましょう」とすすめるわけです。

無農薬や無添加などにこだわり、そうした食品を取り入れていくこと自体はとても大事ですが、なにしろ割高です。経済的にゆとりのない人は、日常的に取り入れることが難しく、気持ちが暗くなるだけです。

熱心な人たちのすすめに、「話はわかるんだけどねえ」と言葉を濁す人たちを何人見てきたかわかりません。たとえ正しいことであっても、最後は無関心にならざるをえなくなるのです。

「パンと牛乳の代わりに、ご飯と味噌汁を食べましょう」

私に言わせれば、それで済む話なのですが、食品にこだわっている人はなかなかそれが言えません。

その代わりに、低温殺菌牛乳、天然酵母パン、無添加ハム、有精卵、無添加ジャム……体にいいものをすすめようとします。

ひとつひとつが手間暇かけた素晴らしい食品であっても、食生活に意識が向かな

ければ「安全洋食」が普及するだけの話です。

その結果、朝から油責めの食卓になるわけです。

食の安全も、食生活全体から見れば「部分」でしかありません。消費者としてまずその点に気づくべきでしょう。

「噛まないでも食べられる食品」をとりすぎない

⑥の「軟らかいものばかり食べている」点については、燃料（石炭）を粉にしてストーブに入れていると考えたらいいでしょう。

石炭という固形物は燃やすと赤くなって部屋を暖かくしますが、粉だとすぐに燃え尽きてしまうでしょう。

それと同様、たとえば小麦粉を精製して粉にしてパンにすると、軟らかくて食べやすくなりますが、その分咀嚼はしなくなり、すぐ吸収されてしまうため過食も進んでしまいます。

とりわけ影響が大きいのは、やはり清涼飲料水でしょう。

飲料水なので噛みようがなく、それでいてカロリーはとれるため、食生活はどうしても不規則になってしまいます。

清涼飲料水の消費は年々拡大していますが、清涼飲料水の定義には、砂糖の入った飲料だけでなく、ミネラルウオーター、烏龍茶、緑茶なども含まれるため、データだけを見ても実態がわかりにくい面があります。

ただ、スーパーやコンビニの売り場面積を見れば一目瞭然！　店内をゆっくり眺めていくと、砂糖の入った清涼飲料水はもちろん、軟らかい食品が所狭しと並んでいることに声を失うはずです。

これに加え、現代人があまり噛まなくなったことには、マヨケソ（マヨネーズ・ケチャップ・ソース）の使用も関わっています。

マヨケソを使った食べ物は、口に入れた瞬間に刺激が脳に伝わり、美味しさがすぐにわかるからです。

噛んでいかないと美味しさが感じられないものは噛みますが、すぐ美味しいとわかるため一気に丸呑みしてしまうのです。

歯科医療者の中には、子供に30回以上噛むことをすすめる人がいますが、大事なのはこうした回数ではなく、食べ物の内容です。ご飯を中心とした和食をするように提案していけば、噛む機会は増えていきます。

意識しなくても咀嚼できる献立が提案できれば、いちいち噛む回数などにこだわる必要はなくなっていくでしょう。

「のど越しのいい食べ物」も上手に利用した日本人

ただ、食べ物をしっかり噛むことは大事ですが、この点だけにこだわっても全体が見えなくなります。食の細い人や子供、高齢者にとっては、噛むことは苦痛以外の何ものでもないからです。

また、咀嚼の回数は季節によっても変化していきます。

たとえば、夏になって気温が上がり、食欲が落ちてくると、人は本能的に咀嚼が必要な食べ物を嫌うようになります。

日本はとりわけ蒸し暑い風土ですから、主食のなかに咀嚼しないでも済むものが数多く用意されてきました。

夏場に餅の消費は少なくなるのは食べにくいからで、代わりに噛まなくても済むそうめんや冷麦の消費が増えていきます。

各地の郷土食に目を向けても、宮崎の冷汁、山形の水かけご飯、沖縄のジューシーなど、噛まないで済む夏の献立はたくさんあります。どれも水でご飯の粘りをとるため、サラサラとのど越しが良くなります。

また、夏にはカレーの消費が増えますが、スパイスの香りだけでなく、スプーンで飲み込むように食べられるからでしょう。

鰻丼や鰻重についても、うなぎのたれと香りで食欲がそそられることが大きく、丼をかきこむ人にとって、うなぎに含まれるビタミンB_1などはほとんど関係ありません。要はタレだけでもいいのです。

私は、2012年の秋、日本橋から京都三条まで東海道五十三次の500キロを21日かけて歩いたことがありますが、最大の難所である箱根には、江戸時代からの甘酒屋さんが残っていました。

甘酒は「飲む点滴」と呼ばれるように、疲れてご飯も食べられない時には甘酒が最高の栄養源だったのでしょう。

食べ物の消化だけを考えると、よく噛んで食べることが大事に思えてきますが、それがすべてではないのです。

データよりも感覚のほうが大事

私たちの食生活のどこに問題があるのか？　さまざまな視点からたどってきましたが、問題の根幹がどこにあるかが理解できたでしょうか？

ここで157ページの①〜⑥のポイントを改めてご覧になってください。

①の摂取する栄養の基本を「ご飯と味噌汁」にし、和食を中心にした献立を組み立てていくこと、これがスタート地点なのです。

これならばほとんどの人が実践できますし、食に関心を持つようになることで、その質を高めていくこともできます。結果として、「精製した食品＝工業製品＝カタカナ食」の摂取は減っていくでしょう。

さらに言えば、ドラッグ食への依存も回避しやすくなります。

逆に、①の主食が崩れてしまうと、②〜⑥へ問題が派生していき、肥満や生活習慣病の増加、さらには食料自給率の低下などにつながっていくでしょう。

こうした「食事」から「食生活」の切り替えを可能にするには、なによりも発想の転換が求められます。

以前、食物アレルギーの子供を助けようと、小児科の医者が中心となって随分と「除去食」を提唱された時期がありました。もちろん、いまでも必要なことは少なくありません。

小麦粉や牛乳、卵など、アレルギーの原因となる食材を可能な限り排除していくことで、ステロイドの過剰投与が減り、実際に症状が改善されるケースも見られました。

しかし、子供たちが成長していく過程で、「身長が伸びない」「初潮がこない」といったマイナス面が表面化し、問題になりました。厳しい除去食によって、子供たちに栄養障害が起こっていたのです。

良かれと思ってすすめたはずですが、医師たちが見ていたのは皮膚という体の一部。まさに「部分」の正しさだけが優先され、「全体」がゆがんでしまったということでしょう。

こうした事例からもわかるように、**真面目に取り組みすぎても、かといって、おかしなことを放置し続けても、どちらも問題は改善されません。**そのどちらでもない「中庸」をいかに実践するか？　そこでは、データではなく「感覚」が求められると、私は思っています。

風土が意識されなくなり、感じる力が鈍くなったことで、私たちは食の問題のどこに本質があるのか見えなくなったのかもしれません。

次章では、この視点に立って「私たちは何をどう食べたらいいのか？」、食生活を見直すための総まとめをしたいと思います。

第7章

「風土」と「感覚」に根ざした新しい栄養学

栄養素やカロリーに代わる基準はあるか

いまの日本の食事の問題点が浮き彫りになってきたと思います。

この章では、実際に何を基準にして食べていけばいいいか、食生活の基本を整理していきましょう。

通常は栄養素やカロリーなどが基準になりますが、私が重視しているのは**「風土」**と**「子供の感覚」**です。

風土についてはこの本の冒頭でも触れましたが、その意味を探っていく際に参考になるのが、哲学者・和辻哲郎が残した次の言葉です。

> 食物の生産に最も関係の深いのは風土である。人間は獣肉と魚肉との

いずれを欲するかに従って牧畜か漁業かのいずれかを選んだというわけではない。風土的に牧畜か漁業かが決定せられているゆえに、獣肉か魚肉かが欲せられるに至ったのである。同様に菜食か肉食かを決定したものもまた菜食主義者に見られるようなイデオロギーではなくして風土である。

（『風土――人間学的考察』岩波文庫より）

こうした風土という視点から見ると、日本は他国に比べ、とても恵まれていることがわかります。

なにしろ、米が主食にできるほどとれますし、水が不足することもありません。そのほか、生きていくのに必要最低限のものがほぼ揃っていますから、生きるか死ぬかという厳しさはありません。

「その土地にあるものをいただく」ということさえ理解できれば、栄養学が介在する余地はほとんどないでしょう。

イヌイットが「野菜不足」にならない理由

たとえば、イヌイットが暮らすカナダ北部は氷点下60度にもなる氷雪地帯で、植物が育ちません。

アザラシ、トナカイ、クジラなどの生肉を主食にして、植物性の食品はほとんど食べられない……そうしたきびしい環境下、彼らはどうやって生きてきたのでしょうか？

じつはここに、食生活のヒントが隠されています。

対比のため、乗組員全員が死亡したという。ジョン・フランクリンが率いたイギリスの北極探検隊のエピソードを紹介しましょう。

北極探検史上最大の惨事と言われている1845年の遠征で、氷河に閉じ込められ、フランクリンを含めた乗組員129人全員が死亡しましたが、その原因は壊血病だったと言われています。

壊血病とはビタミンCの欠乏によって起こる栄養障害で、出血や貧血などの症状が表れ、放置すると死に至ります。

野菜不足が原因だと思われたかもしれませんが、同じ環境で生き、アザラシやトナカイを食べていたイヌイットの人たちは、壊血病にはなりません。いったい何が違ったのでしょうか?

世界的な冒険家として知られた植村直己さんは、この事件について著書のなかで次のように述べています。

> 現地のエスキモーが有する狩りや生活の知恵を学ばず、西欧的な生活流儀に固執した故に、自ら招いた惨事である。
>
> (植村直己『植村直己の冒険学校』文藝春秋より)

結論を言えば、同じ肉食が主体であっても、エスキモーは肉を生のまま、なおかつ内臓も食べていました。

一方の探検隊は、燃料を持っていましたから肉は焼いて食べたでしょう。内臓はまったく食べなかったはずです。

あるものをすべていただくか、部分だけを切り取っていただくか……この違いによって、生死が分かれるほどの差が出てしまったのです。

肉を食べるならば内臓も一緒に

以前、大阪を訪れた時、たまたま入った地下街の居酒屋でメニューを見ると、「イヤリング」「フェイス」などの献立が並んでいます。

イヤリングは豚の耳を茹でたもの、フェイスは豚の顔で、頬肉にあたる部分を焼いたものですが、これらに混じって「エチオピア」なるメニューも並んでいましたが、これは豚足を指すそうです。

エチオピアと言えば、1964年の東京オリンピックのマラソンで金メダルをとった「裸足のアベベ」が有名でしょう。

裸足だから豚足……かなり難易度の高い駄洒落ですが、どれも沖縄料理にルーツがあることはご存じだと思います。

沖縄では、このように豚肉をすべて利用していました。

顔や耳、足を食べるだけでなく、たとえば、豚をさばくと血が大量に出ますが、これも捨てません。チーイリチャーと言って、豚の血を固めて野菜などと一緒に炒めて食されてきました。

豚肉が「沖縄の長寿の秘訣」と言われたこともありますが、特別な時にいただくご馳走でしたから、日常的に食べられていたわけではありません。ただ、豚肉の栄養成分を調べていくと、内臓（腎臓、肝臓）に含まれる成分がずば抜けていることがわかります。沖縄の人にとって、貴重な栄養源であったことは確かでしょう。

前述のイヌイットも、こうした栄養豊富な内臓や血を食べました。それに対してフランクリン探検隊は内臓や血は口にせず、肉だけを焼いて食べているうちに栄養障害に陥ったわけです。

ちなみに、肉の食べ方を知らなかった日本人は、肉食の習慣が始まって以降も内臓はずっと捨てていたようです。その捨てていたものを拾って食べるようになったのが、ホルモン料理です。

本当かどうかはわかりませんが、大阪弁で「捨てるもの」を意味する「放るもん」が由来とも言われています。

トウモロコシの食べ方で健康状態が変わる

世界を見渡すと、メキシコや南米のペルー、ブラジルなど、トウモロコシを主食にしてきた地域も少なくありません。

このトウモロコシの食べ方について興味深い研究結果があります。

それは、メキシコの高地に住んでいる人と平地に住んでいる人の健康状態を比較し、前者のほうが健康な人が多い理由について探ったものですが、意外なところに答えがありました。

199ページの図11のイラスト①をご覧になってください。

高地の人は、自分の畑で栽培したトウモロコシを粉にし、野菜や肉などを巻いてトルティーヤにして食べていましたが、彼らは製粉の際に胚芽の部分も一緒に粉にしていました。

一方、平地の人は仕事で得た収入でトウモロコシの粉を買い、同じように野菜や肉を巻いて食べていましたが、市販の粉は機械で一気にカットするため胚芽は取り除かれていたのです。実際、トウモロコシの缶詰めに「カットコーン」と呼ばれるものがありますが、胚芽の部分が取り除かれています。

玄米と白米の違いと同じですが、毎日食べるものですから、朝昼晩の積み重ねのなかで健康状態に差が出てきたのでしょう。精製しているかどうかが、健康の鍵を握っていたのです。

未精製であることがいかに大事か

日本では、米のご飯だけでなく、日常的にうどんや蕎麦を食べてきた地域もあり

図11　トウモロコシと蕎麦の種実の構造

トウモロコシ種実の断面図

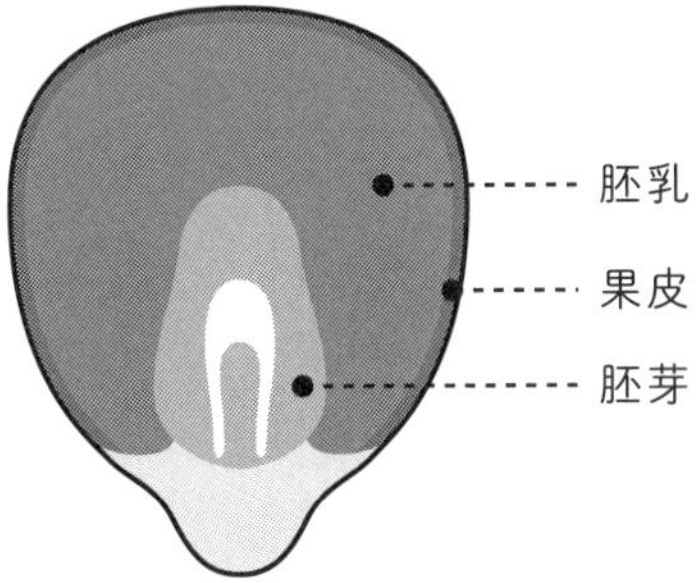

蕎麦種実の構造

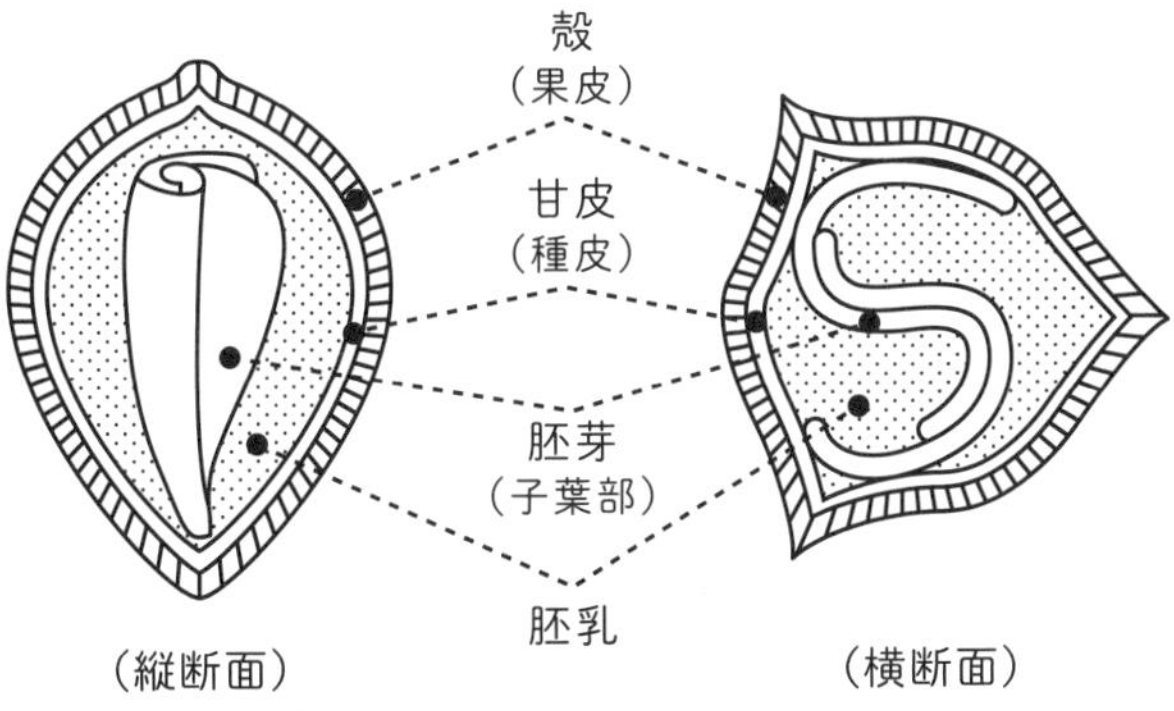

ますが、このうちの蕎麦は、前ページの下のイラストのように、胚芽が実のなかにあるため、一緒に製粉され、栄養も残ります。

この胚芽の入った蕎麦粉を100パーセント使ったのが田舎蕎麦（十割蕎麦）ですが、噛みごたえがあって食べにくく感じる人が多いため、通常は小麦粉をブレンドして食べやすくします。

また、こうしたブレンドとは別に、蕎麦の実の中央にある胚乳だけ取り出してつくったさらしな蕎麦もあります。

これだけを毎日食べたら栄養障害になると思いますが、たまに食べるご馳走だと考えればいいかもしれません。

逆に言えば、日常的に蕎麦が食べられてきたところではこんな贅沢な食べ方はせず、黒いまま、胚芽まで食べていました。米もそうですが、**①その土地で、その季節にとれたものを、②昔から食べられてきた方法で、③無駄なくとる**ところに食生活の基本があったのです。

肉や魚の内臓、野菜の皮をとらなくても命に別状はありませんが、毎日口にする主食に関しては①～③を意識し、なるべく精製していないものを中心に食生活を組み立てるべきでしょう。

「子供の感覚」をいかに取り戻すか？

もうひとつの「子供の感覚」についても考えてみたいと思います。

食事で最も大事なのは安全であることですが、子供は字が読めませんから、感覚を働かせて確認しています。

この感覚とはどんなものでしょうか？

たとえば、子供はコーヒーをほとんど飲みませんが、麦茶ならば飲みますし、水であればもっと飲みます。

一方、ビールはまったく飲まないでしょう。

私たちはコーヒーやビールをつい飲みすぎてしまいますが、本来は体に絶対に必要なものではありません。それどころかカフェインやアルコールには常習性があり、感覚を麻痺させてしまいます。

子供は誰に教わらずともこれを理解し、まさに感覚的に排除しようとします。具体的には「目・鼻・口」、つまり、**視覚（見た目）・嗅覚（におい）・味覚（味）で判断し、そのうえで触覚（手触り）なども使い、体にとって安全なものを取り込んでいる**のです。

もちろん、私たちにも同じ感覚は備わっていますが、日々、膨大な情報に接するあまりわからなくなっているでしょう。

その意味では、**「体に悪いものは子供に聞け！」**、なのです。

また、安全だとわかれば、次は栄養素などではなく、「いかにお腹を満たすか？」が大事になってきます。

子供の好き嫌いを気にする親は多いですが、ねぎやピーマンが食べられなくても、とりたてて問題にはなりません。それよりも大事なのは、安全なものでお腹を満たすことです。

しっかりご飯が食べられていれば、子供は十分に育つのです。

「緑色の食べ物」はお腹を壊す？

大人である私たちも、目で確認し、鼻でかいで、口に入れてもすぐに飲み込まず……そうやって食べ物を取り込んでいます。

子供はそれをもっとハッキリやっていると考えてください。

先ほど触れたように、子供がねぎやピーマンなどの緑黄色野菜を食べないことを気にする親は多いですが、子供が緑の食べ物を嫌うのは本能的なことで、そこには理由があります。

たとえば、収穫前の田んぼを思い浮かべてください。

青々としていた稲穂が黄金色に変わった頃が収穫の時期であることは、おそらく誰もがわかるはずです。

バナナやトマトにしても、青いうちは誰も食べません。無理に食べたら、きっとお腹を壊してしまうでしょう。

いつが食べ頃なのか？　それは見た目で判断できます。

マスカットのようなぶどう、青りんごなどを除き、ほとんどの野菜、果物は緑色の段階では食べられません。

人類の長い歴史のなかで、緑色のものを食べて痛い目にあった記憶があるため、本能にインプットされているのです。

その証拠に、たとえば緑のたらこや明太子は、たとえ美味しかったとしても気持ちが悪くて食べないでしょう。

あるいは、お菓子の袋に湿気防止の袋が入っていますが、たいていの場合、青や緑色です。赤やピンクにしたら子供が開けて食べてしまうことを、メーカーは経験的にわかっているのかもしれません。

人は色の影響を驚くほど受けている

以前、ある大学の研究者が、ダイエット用に「すべてが紫色に見えるメガネ」を開発しました。

食べ物がすべて紫色に見えたら食欲は失せますから、食べる量が減ってダイエットになるという理屈だと思いますが、効果があるにせよ、メガネを外した後のリバウンドはすごいかもしれません。

ともあれ、私たちの本能には「青や紫、緑色の物は美味しくない、あるいは食べられない」、「赤や黄色のものは美味しい」といった記憶がインプットされているのでしょう。

ですから、食品メーカーはウインナーの皮を赤色にするなど、子供に食べさせたい商品を開発します。

縁日の売店のかき氷も、いちばんの人気はイチゴでしょう。

昔はイチゴとメロンとレモンしかありませんでしたが、子供が注文するのは圧倒的にイチゴでした。着色料でシロップの色を変えているだけなので味は大して変わりませんが、見た目で差が出てしまうのです。

大人の世界でも、飲み屋街に赤提灯が出ているとつい吸い込まれます。

赤提灯の居酒屋は庶民向けでメニューも安く、赤い色の安心なイメージとマッチしているのでしょう。

逆に紫色の扉は会員制の店で、こちらは懐に余裕がないと入れません。美女はいるでしょうが、紫は高貴なイメージがありますから、「そう簡単に食べられないぞ」

というところでしょう。女性が真っ赤な口紅をつけて外出したら、誘惑していると思われても仕方ありません。

スーパーマーケットでも、入り口にはナスやブドウではなく、ミカンやリンゴが並んでいるはずです。そうしたほうがお客さんが親しみを感じることを、お店の人がわかっているからでしょう。

私たちは、このように色の影響を強く受け、無意識のうちに「何を食べるか？」を決めているのです。

においが強いのは危険な証拠

子供の嫌いな野菜は緑が多いと言いましたが、42ページの図1で紹介した「子供の好きな野菜」と「子供の食べてくれない野菜」のランキングを見ると、好きな食品にも緑の食品がいくつか入っています。

実際、ピーマンやオクラ、あるいはランクに入っていませんがクレソン、セロリは嫌いでも、キュウリ、ブロッコリーなどは好きな野菜に入っています。同じ緑色でも、いったい何が違うのでしょうか？

ここで注目されるのが鼻、つまりはにおいになります。

子供はにおいの強いものを嫌っているため、あまりにおわないキュウリ、ブロッコリーであれば食べられるのでしょう。

子供に限らず、においの強いものは敬遠されますが、それはにおいをかぐことで腐っているかどうかを判別するため。

それは安全であるかを見極める大前提であるわけですが、くさや、納豆、漬物などの発酵食品は好んで食べます。腐敗と発酵、そのどちらも菌が作用していますが、何が違うのでしょうか？

いろいろな解釈があると思いますが、私自身は**「発酵と腐敗の境界はあってない**

ようなもの」と感じています。

たとえば、納豆が体にいいと思っているのは日本人だけで、世界中の9割以上の人は大豆が腐敗したものだと考えるでしょう。

塩漬けしたサンマをご飯に乗せて発酵させた和歌山の「なれずし」などは、腐らせるほど美味しくなると言われていますが、漬け込み期間が9〜14日に及ぶ「本なれ」は慣れてないととても口にできません。

商品のラベルにも、「なれずしにハマりきった人だけにおすすめ」とはっきり書かれてあるほどです。

日本の風土のなかで長く受け入れられてきたわけですから、発酵食品が「体にいい」「腸に優しい」ことが間違っているわけではありません。

大豆は「畑の肉」と言われるようにタンパク質が豊富ですが、消化があまり良くありません。そのため、発酵という技術を用いて消化吸収を高めたものが味噌であり、醤油であり、納豆です。

昔の人たちの智恵には本当に感心させられますが、度を超えると腐敗と紙一重になるということです。

「食わず嫌い」なほうが本能には忠実

くさを表すAu（アラバスター）という単位がありますが、これをもとに作成した次ページの図12の「世界のくさい食べ物ランキング」のグラフを見ると、世界にはくさやを上回る食品があることがわかります。

圧倒的な差で1位に輝いたのは、塩漬けのニシンの缶詰である、スウェーデンの「シュールストレミング」ですが、これはとても食べ物とは思えないくらいのにおいだと言われています。

ガンギエイの刺身を発酵させた韓国のホンオ・フェ、缶のなかで発酵させた

図12　世界のくさい食べ物ランキング

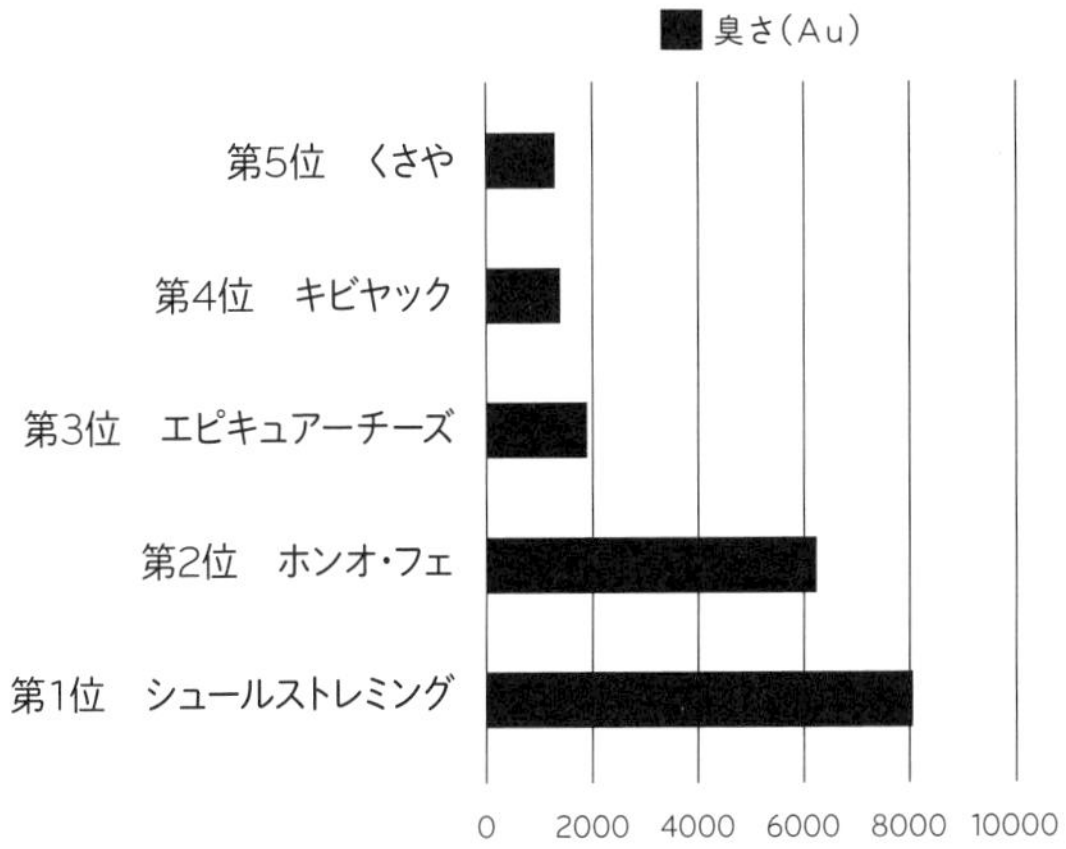

ニュージーランドのエピキュアーチーズもそうですが、その土地の人以外、おそらくほとんどの人は食べられないでしょう。

私自身、発酵が進んだ昔ながらの鮒鮨を食べたことがありますが、とても口にできませんでした。いまは温度管理し、発酵を調整していますが、自然な発酵に任せていた昔の鮒鮨を目の当たりにすると、発酵と腐敗の境界などまったくないことに気づかされます。

麹を使わずに発酵させる徳島のね

さし味噌も、ものすごい臭気で、口にはできませんでした。

原料は大豆と塩だけ、ここに空気中の麹菌が付着することで発酵していきますが、他の雑菌もたくさん付着していくのでしょう。茹でたうどんの上にねぎと3年寝かせたねさし味噌を乗せて食べるのですが、そのにおいたるや……これこそ腐敗だと思ったものです。

こうした極端な例はともかく、強いにおいのする食べ物は、基本的には食べすぎてはいけないものが中心です。

たとえば、ニラ、ピーマン、セロリ、パセリ、みょうが、ねぎ、クレソン、わさび、からし、唐辛子など……お気づきのように、これらのなかには薬味として利用されているものも少なくありません。

薬味は料理のアクセントになりますが、それがなくても生きられます。もちろん、食べすぎたら体を壊しますから、子供はそれを本能で判断して、口にはしないのでしょう。

「食わず嫌い」だと責められる子供がいますが、食わず嫌いのほうが安全です。

「目で見て鼻でかいで」とお伝えしてきましたが、毒まんじゅうは食べてしまってはもう遅いのです。

「5つの味覚」が教えてくれること

目、鼻で判断したあと、最後の砦となるのが口だということです。

味覚には「甘味、塩味、うま味、酸味、苦味」の五味がありますが、子供は甘味とうま味を好み、酸味や苦味のあるものは嫌がるでしょう。それは好みなどではなく、まして好き嫌いでもなく、生物としての本能に根ざしたものだと考えたほうがいいでしょう。

次ページの図13に挙げたように、甘味は、その食べ物にエネルギー源である糖

図13　味覚が教えてくれること

味覚	教えてくれること	例
甘味	糖（炭水化物）の存在	母乳、サツマイモ
塩味	ミネラルの存在	食塩、しょうゆ
うま味	タンパク質の存在	魚、卵、肉、出汁
酸味	未熟な果実、腐敗	緑色のみかん、酸敗
苦味	有毒物質の存在	コーヒー、タバコ

（炭水化物）が、塩味はミネラル、うま味はタンパク質が含まれていることを教えてくれます。

酸味については、未成熟な果実の味なので、あまり酸っぱい場合は「まだ食べるのが早い」と判断できます。成熟してくると甘味が増し、エネルギー源である糖が増し、食べ頃となるのです。

また、発酵食品がそうであるように、微生物が食べ物を分解すると酸味が増しますが、前述したように発酵と腐敗とは紙一重です。酸味は、腐っていることを知らせるサインと考えてもいいでしょう。

苦味については、コーヒーのカフェインに代表されるように、毒の存在を教えてくれます。

植物に含まれる毒は、アルカロイドと呼ばれる有機化合物にあたり、ここにはカフェイン（コーヒー、緑茶）をはじめ、ニコチン（タバコ）、テオブロミン（チョコレート）、ルブリン（ビール）、モルヒネ（アヘン）、コカイン（コカ）などが属します。

毒と言いましたが、毒は薬にもなりますから、上手に摂取すれば体にプラスに働くこともあります。ただ、子供は苦味を嫌がるため、小児用の薬はシロップや糖衣錠など甘味を加えたものが処方されているわけです。

もちろん、ニコチンやルブリンのように、大人が大好きな毒も含まれています。大人は毒を快楽にし、なかにはその快楽にはまってしまうことで依存症に陥ってしまいます。

それどころか、毒性が強烈なモルヒネやコカインなどは、日本では所持が発覚するだけで捕まってしまいます。

こうした麻薬の有害性については線引きが難しく、南米ではスーパーでコカ茶が売られているように、国によって基準は一定していません。日本の場合、体への作用というよりも、裏社会の資金源になるものを規制の対象にしている面も強いかもしれません。

本能から「何を食べるか?」を判断する

ここまでの話をいったん整理しましょう。

緑色をしていて香りが強く、すっぱい、苦い、渋い食べ物は、危ないものが多く、空腹を満たせません。

それに対して、白、赤、黄色をしていて、においが弱く、甘い食べ物は安全で、空腹を満たせる物が多い。

たとえば、私は自宅の庭でピーマンを栽培していますが、素人でも比較的簡単につくれるのは、苦いため虫が寄ってこないからです。

ピーマンも完熟すれば甘くなりますが、私たちはこの苦味を好んで、完熟する前に食べているのです。

これと同様、ゴーヤも苦味があるので虫が寄ってこないため、家庭でも簡単につくれます。成熟すれば黄色くなり、実から赤くて甘い種が出てきますが、そうなると虫も集まってきます。

ピーマンやゴーヤも油で調理すると、毒を流すことが可能になります。そのため、油料理の多い中華料理で使われることが多いのです。ゴーヤチャンプルーなども同じですね。

本来、苦味は毒ですが、慣れてくればむしろクセになって、食欲がそそられるようになるのです。おでんにからしをつけるのも、薬をつけないと美味しいと感じられないからでしょう。

滋賀県に成熟して茶色になってから煮て食べる「イタチキュウリ」と呼ばれる品

種があるように、昔は緑色をしているうちは苦くて食べられなかったのです。戦後にサラダがブームになり、品種改良で苦味のないキュウリが普及していったのでしょう。

その意味では、白くて甘くて、においが強烈でない米のご飯は、主食としてもってこいの食べ物と言えます。他のおかずより大事であることが本能的にわかっているから、子供はご飯をたくさん食べるのです。

母乳にしても白くて甘いから、赤ちゃんは安心して飲めます。青汁のような色をしていたら、きっと怖がって飲まないでしょう。苦味や酸味があっても口にはしなかったはずです。

「6つの基礎食品群」は「6つの母子いじめ」

このように自然を観察していけば、栄養学以前のところに、「何を食べるか？」の基準が存在していることが見えてきます。

逆に言えば、日本の栄養学はこの点を無視して、食品に含まれる栄養素だけで食生活の指導をしてきました。

その端緒となったのが、昭和33（1958）年につくられ昭和56年に改訂された「6つの基礎食品群」です。

ご覧になったことのある方も多いと思いますが、食べ物を6つの栄養素（①タンパク質、②カルシウム、③カロチン（ビタミンA）、④ビタミンC・ミネラル、⑤炭水化物、⑥脂質）のどれを多く含んでいるかによって分類して、各群バランスよく、食べることが推奨されてきました。

一見もっともらしく思えますが、「好き嫌いなく何でも食べましょう」という考え方は、子供の自然な発育には合っておらず、ご飯をつくるお母さんの苦労ばかりが増えてしまいます。

栄養バランス、1日30品目などの言葉が一人歩きし、食事が難しくなったのもこのあたりからでしょう。

食事は365日休みがありませんから、それでは息が抜けません。真面目なお母さんほどすべての食品を揃えようとし、好き嫌いの多い子供に「栄養のある食べ物」を強要するようになりました。

「すべてをバランスよく食べさせなくてはならない」という栄養士の指導で悩む親、泣く子供が増えていきました。

私にすれば、「6つの基礎食品群」は「6つの母子いじめ」にほかなりません。

栄養指導が進めば進むほど、誤ったバランス論に振り回される人が増え、子供の頃は当たり前だった感覚が失われました。

食生活は窮屈なものになっていき、この本で取り上げてきたようなおかしな常識がはびこるようになったのです。

「栄養バランス」から自由になろう

こうした現実をさんざん見てきた私がいますすめているのは、「ノーおかずデー」です。

3食すべてではなく、対象になるのは昼の弁当です。

「ノーおかずデー」の日は、幼稚園や子供園に持っていく弁当におかずを入れず、おにぎりだけにします。

毎日のお弁当づくりに苦労していたお母さん方にこれが思いのほか好評で、当初、週1回だったのが週3日に変わり、いまでは「週5日でもいいかもしれない」という声が出てきています。

お母さんの手抜きを推奨しているように思われるかもしれませんが、長年刷り込まれてきた「バランス論」にみな辟易していたのです。

そんなに無理をしなくても、健康上、何の問題もないということを知るだけでも、毎日の生活はずいぶん楽になります。子供の好き嫌いが容認できるようになり、親子関係も変わっていくでしょう。

実際、健康診断などで過去とデータを比較しても、健康上の問題は何も発生はしていません。その意味では、どんどん手抜きをして、気持ちを楽にしていったほうがいいのです。

食生活の理想像は、人それぞれ違っています。

ざっと挙げるだけでも、次のような要素が混ざり合って、その人なりの食生活の内容は決まっていきます。

- 体（病気、体調、体質など）
- 心（ストレス、快楽、性格など）
- 家族構成（食事をつくる人がいるかどうか）
- 社会、ライフスタイル（仕事、友人・知人との関わり）
- 世代（年齢、食欲の度合い）
- 経済（食費にどれくらいお金をかけられるか）
- 嗜好（好物、こだわり）
- 地域性（どの地域に住んでいるか）

冒頭で述べたように、栄養指針のようなものを国が定め、「何を食べるか」を指導したところでろくなことはありません。

それよりも大事なのは、私たちが自然の中で生きてきて、その影響を強く受けてきたという事実です。

この章では「風土」と「子供の感覚」をキーワードに解説してきましたが、それは理屈でも何でもなく、この世界で生きていくうえで身につけていきたい道理のようなものだと言えます。

おかしな常識から抜け出すことで、この道理は見えてきます。知識ではなく、考え方、感じ方の問題と言ってもいいかもしれません。

栄養学の理屈はおかしい、あてにならないと思うだけでも、道理にかなった、もっとまともな食生活に変えていけるはずです。

おわりに
今日から食生活を変える10の約束

私はセミナーや講演などの場で、食生活の大切さを伝えるうえで大事なことが2つあると言っています。

ひとつは、**手の届かない提案は「何もするな」ということと同じだ**ということ。

もうひとつは、**提案なき指摘は絶望感しか与えない**ということ。

後者に関しては、食のことについて少し勉強すると「あれが危ない、これも危ない」と指摘したくなります。

評論家であればそれでいいでしょうが、私のように食事指導をする立場で、目の前で困っている人を見ていたら、そんな指摘では絶望感を与えているだけだと嫌でも気づくようになります。

医師の場合も同様でしょう。書店に足を運ぶと医師が書いた本が山ほどありますが、ほんの数ページ読むだけで「患者さんをちゃんと診ていないな」と感じることが少なくないからです。

大事なのは、いまの日本の社会の現実をふまえたうえで「何ができるか?」「どこからどう変えていけるか?」です。

「いろいろと難しいことを考え、大事なことを見失っていたことに気がついた」

「心がけなくてはならないことは案外シンプルで、そこまで難しいことではないとわかり、気が楽になった」

「なぜ日本の伝統食が大事なのか、栄養素ばかりでなく、風土というもっと広い視野でとらえられるようになった」

そう感じていただけるよう、あくまで現実的な視点から提案してきたつもりですが、いかがだったでしょうか？

最後にこの本の総まとめとして、「今日から食生活を変える10の約束」を以下に挙げておきたいと思います。順番が大事になりますから、1から2、3、4と実践していくといいでしょう。

①ご飯をきちんと食べる。
②カタカナ主食を常食しない。
③発酵食品を常食する。
④常備食を上手に利用する。
⑤甘いもののとり方を工夫する。
⑥季節の野菜料理を副食にする。
⑦動物性食品は魚介類を中心にする。

⑧未精製の米をとる機会を増やす。
⑨食品の安全性にも配慮する。
⑩食事はゆっくりととる。

どうでしょうか？　具体的なことは本書でお伝えした通りですが、改めてシンプルだと感じたのではないでしょうか？

このシンプルさを忘れ、数字やデータを並べながら「あれも大事、これも大事」、あるいは前述したように「あれも危ない、これも危ない」と余計な知識を頭に入れることで生まれたのが、情報過食症なのです。

最近では、スーパーで売られていた鯖缶に、「記憶をサポートする」と宣伝文句が大きく書かれていました。

普通の感覚を持っている人なら、鯖缶で「記憶をサポートする」と言われても疑問を持つだけだと思いますが、このような表示をするということはそのほうが売れるということなのでしょう。

鯖缶ならば、「簡単・安い・うまい」で十分だと思いませんか？　そんな当たり前の感覚を、まず共有する必要があるかもしれません。この本がその助けになれば、とても嬉しく思います。

2018年3月

幕内秀夫

〈著者略歴〉
幕内秀夫（まくうち・ひでお）
管理栄養士。1953年、茨城県生まれ。東京農業大学栄養学科卒。学校給食と子どもの健康を考える会代表。日本列島を歩いての縦断や横断を重ねたすえに「FOODは風土」を提唱する。帯津三敬病院にて約20年にわたり食事相談を担当。現在、伝統食と民間食養法の研究をする「フーズ＆ヘルス研究所」代表として、全国各地で講演、セミナー活動を続けている。
ミリオンセラーになった『粗食のすすめ』『粗食のすすめ　レシピ集』をはじめ、『夜中にチョコレートを食べる女性たち』『変な給食』『「健康食」のウソ』『世にも恐ろしい「糖質制限食ダイエット」』『ドラッグ食（フード）』『じぶん哲学～シルクハットから鳩が出てくるのはマジックでしょうか？』（共著：土橋重隆）など、著書多数。http://fandh2.wix.com/fandh

編集協力／長沼敬憲（サンダーアールラボ）、野口久美子
ブックデザイン／小口翔平＋喜來詩織＋岩永香穂（tobufune）
DTP／山口良二

日本人のための病気にならない食べ方

2018年3月16日　　初版発行

著　者　幕内秀夫
発行者　太田　宏
発行所　フォレスト出版株式会社
〒162-0824 東京都新宿区揚場町2-18　白宝ビル5F
電話　03-5229-5750（営業）
　　　03-5229-5757（編集）
URL　http://www.forestpub.co.jp

印刷・製本　中央精版印刷株式会社

ISBN978-4-89451-977-0　Printed in Japan
乱丁・落丁本はお取り替えいたします。

大きい野菜は栄養がスカスカ!?

『野菜は小さい方を選びなさい』

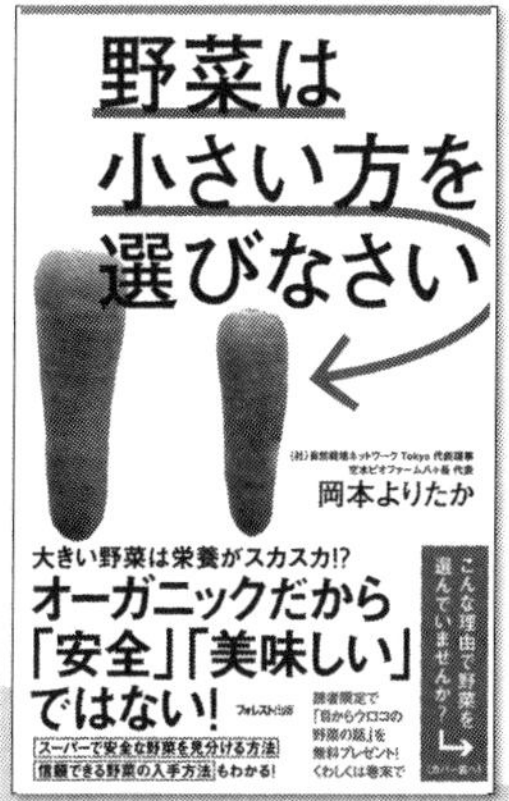

岡本よりたか［著］

オーガニックだから
「安全」「美味しい」
ではない!

スーパーで安全な野菜を見分ける方法、
信頼できる野菜の入手方法もわかる!

定価 本体900円 ＋税
ISBN978－4－89451－965－7

次の理由で野菜を選ぶのは間違っています。

□JASマークが付いている
□有機栽培と表示がある
□有機野菜だから安全
□オーガニックは栄養がある
□大きい野菜の方がお得
□色の濃い野菜は栄養価が高い
□みずみずしさは新鮮さの証
□甘味がつよいのは美味しい証拠

本書をご購入の方限定で、目からウロコの
未公開原稿（PDFファイル）を無料プレゼント！

※PDFファイルはウェブサイト上で公開するものであり、
冊子などをお送りするものではありません。詳しくは書籍の巻末ページをご確認ください。